総義歯治療を
成功させる
匠の
概形印象

編著 前畑 香　神奈川県・ナカエ歯科クリニック
　　　　　　　神奈川歯科大学大学院　全身管理医歯学講座

デンタルダイヤモンド社

■ 本書の結論

「どのような概形印象採得法であろうと、
概形印象は
"術者が意図する個人トレーや
基礎床を製作するために必要な
解剖学的ランドマークを
含む印象"でなければならない」

「本書の結論」の解説

　わが国で紹介されているさまざまな総義歯製作法の最終治療目的は、総義歯の維持安定を図ることである。つまり、総義歯装着者が日常生活において、「総義歯で噛んで飲み込める」、「総義歯が外れない」、「総義歯で話せる」ことの達成にほかならない。ところが、さまざまな総義歯製作法が紹介されているがゆえに、それぞれに賛否両論があり、結果として臨床家はどのような総義歯製作法を用いるべきか、そしてどのような概形印象採得法を用いるべきかに翻弄されてしまう。これはいまに始まった問題ではなく、以前から存在し、かくいう筆者も若き日に翻弄された一人であった。

　各総義歯製作法は、術者が意図する最終義歯を製作するための総義歯製作法であり、それに伴う概形印象採得法が存在する。しかしながら、共通見解として、「どのような概形印象採得法であろうと、概形印象は"術者が意図する個人トレーや基礎床を製作するための解剖学的ランドマークを含む印象"」であることがわかる。

　総義歯製作で重要なのは"咬合"であるが、本書はあえて"総義歯の概形印象"に焦点を当てる必要があった。事実、不十分な概形印象から製作された研究用模型から、さらに個人トレーや基礎床が製作され、総義歯製作工程に悪い影響を及ぼしている。このような状況下で総義歯を製作する歯科技工士が、歯科医師に再印象を訴えたくても訴えられない背景があることを、われわれ歯科医師は理解しなければならない。近年、個人トレーや基礎床を製作するために必要な解剖学的ランドマークが採得されていない概形印象が多いことを調査した論文が発表されており、まさに現状を物語っている。

　本書から、さまざまな概形印象採得法だけを学ぶのではなく、「どのような総義歯製作法であろうと、概形印象は"術者が意図する個人トレーや基礎床を製作するために必要な解剖学的ランドマークを含む印象"」でなければならないことを念頭におき、さまざまな観点から無歯顎の概形印象を理解してほしい。そして、現在不可能とされている不動粘膜（咀嚼粘膜）と可動粘膜（被覆粘膜）が混在する無歯顎の光学印象が当然のように行われる時代に備え、歯科医療においてアナログとデジタルが共存するいまだからこそ、無歯顎の概形印象を確認してほしい。

2019年11月

編著　前 畑　香

■ 総義歯の概形印象のプロトコール

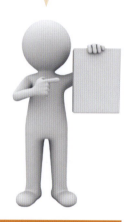

Keyword
解剖学的ランドマーク

目標

個人トレーや基礎床を製作するために必要な解剖学的ランドマークを含む概形印象採得を行う

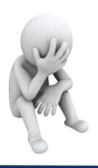

現 状

チェアーサイド：解剖学的ランドマークを含む概形印象採得ができないだけではなく、概形印象採得法がわからない

ラボサイド：解剖学的ランドマーク採得が不十分な研究用模型から個人トレー、基礎床を製作するための外形が設定できない。この研究用模型で製作を進めざるを得ない

誤認識

- 概形印象は、個人トレーや基礎床を製作するための印象だから、概形印象が不十分でも構わない
- 精密印象が本印象なのだから、概形印象が不十分でも構わない

"総義歯治療において重要なのは咬合。
しかし、咬合を語る以前に
総義歯製作のはじめの一歩である
概形印象が採れていなかった"

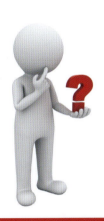

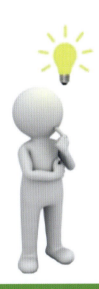

問題点	理 解
解剖学的ランドマーク採得が不十分な研究用模型で個人トレーや基礎床を製作した結果、工程に影響して総義歯製作を失敗した	▪ 術者が意図する最終義歯を製作するためのさまざまな総義歯製作法があり、それに伴う概形印象採得があることを理解する ▪ どのような総義歯製作法でも、個人トレーや基礎床を製作するために必要な解剖学的ランドマークを含む概形印象採得と研究用模型製作が必要であることを理解する

■ 本書の取扱説明書（本書の主旨を理解するための読み方）

無歯顎の概形印象採得を成功に導くために、以下に着目して展開する。

1. 本書の結論「概形印象は"術者が意図する個人トレーや基礎床を製作するために必要な解剖学的ランドマークを含む印象"」を**インプット**する。
2. 概形印象に解剖学的ランドマークが必要なのか、**技工的観点**から解釈する。
3. 「"術者が意図する個人トレーや基礎床を製作するために必要な解剖学的ランドマークを含む印象"」を**各概形印象採得法**から解釈する。
4. 解剖学的ランドマークに関して**解剖学的観点**から解釈する。
5. 無歯顎的観点からだけではなく、**有歯顎的観点**から広義の概形印象を再確認する。
6. 以上の内容を**アウトプット**するために、概形印象の採得を実践する。

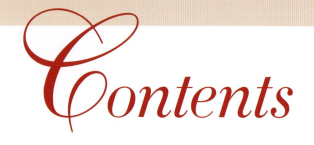

  本書の結論 …… 2

  総義歯の概形印象のプロトコール …… 4

Chapter 1
技工的観点から考える概形印象の解剖学的ランドマークの必要性
前畑 香　生田龍平　野澤康二　　9

Chapter 2
無歯顎概形印象の手技　　17

Method 1
下顎総義歯吸着のためのダブルインプレッションテクニック
山崎史晃　佐藤勝史 …… 19

Method 2
「硬練り・山盛り・水かけ・ヒューマントレー」が義歯作り成功の秘訣
土屋公義　塩田博文 …… 33

Method 3
モデリングコンパウンド単独で製作した個人トレーによる概形印象
中村順三 …… 47

Method 4
アルジネート印象材による無圧的解剖学的印象採得
市川 淳　深水皓三 …… 61

Method 5
無歯顎用トレーを用いたアルギン酸印象法
加藤友寛　松本勝利 ………………………………………………… 73

Method 6
有歯顎用トレーを用いたアルギン酸2回法印象
前畑 香　渡辺宣孝 ………………………………………………… 85

Method 7
無歯顎用既製トレーを用いたアルジネート印象材による積層印象
松丸悠一　河相安彦 ………………………………………………… 99

Chapter 3
概形印象を採得しない総義歯製作
村岡秀明

119

Chapter 4
解剖学的見地から見た概形印象
松尾雅斗

129

Chapter 5
有歯顎概形印象採得法の基本が無歯顎概形印象を成功に導く
玉置勝司

139

■ 著者一覧 （敬称略・掲載順）

前畑 香 神奈川県・ナカエ歯科クリニック／神奈川歯科大学大学院 全身管理医歯学講座

生田龍平 神奈川県・フェリーチェ／神奈川歯科大学大学院 全身管理医歯学講座

野澤康二 埼玉県・シンワ歯研 関東支社

山崎史晃 富山県・やまざき歯科医院

佐藤勝史 山形県・佐藤歯科医院 ラ・フランス オフィス

土屋公義 東京都・日本橋土屋歯科医院

塩田博文 福島県・塩田博文歯科

中村順三 北海道・中村歯科医院

市川 淳 東京都・ジュンデンタルクリニック

深水皓三 東京都・銀座深水歯科

加藤友寛 千葉県・かとう歯科・矯正歯科

松本勝利 福島県・医療法人慈愛恵真会 あらかい歯科医院

渡辺宣孝 元神奈川歯科大学臨床教授

松丸悠一 東京都・Matsumaru Denture Works

河相安彦 日本大学松戸歯学部 有床義歯補綴学講座

村岡秀明 千葉県・むらおか歯科矯正歯科クリニック

松尾雅斗 神奈川歯科大学大学院 口腔科学講座 歯科形態学分野

玉置勝司 神奈川歯科大学大学院 全身管理医歯学講座 顎咬合機能回復補綴医学分野

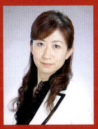
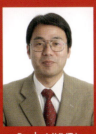
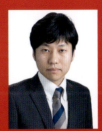

Kaori MAEHATA　　Ryuhei IKUTA　　Koji NOZAWA

Chapter 1
技工的観点から考える概形印象の解剖学的ランドマークの必要性

神奈川県・ナカエ歯科クリニック／神奈川歯科大学大学院 全身管理医歯学講座　前畑 香
神奈川県・フェリーチェ／神奈川歯科大学大学院 全身管理医歯学講座　生田龍平
埼玉県・シンワ歯研 関東支社　野澤康二

研究用模型から床外形の設定、あるいは個人トレーや
基礎床の外形線を設定するうえで、解剖学的ランドマークが
採得された概形印象は必須である。総義歯製作における
解剖学的ランドマークの必要性を技工的観点から解説する。

1 技工的観点から考える概形印象の解剖学的ランドマークの必要性

Keyword 解剖学的ランドマーク

成書に述べられている総義歯の概形印象の定義

元来、総義歯の床縁は、上顎では歯肉唇移行部、歯肉頬移行部、上顎結節、硬口蓋と軟口蓋の境界、下顎では歯肉唇移行部、歯肉頬移行部、舌側歯槽溝（口腔底と顎堤の移行部）、レトロモラーパッドに設定される[1]。つまり、概形印象の印象域とは義歯床で覆われる全領域を指し、上顎では歯肉唇移行部、歯肉頬移行部、上顎結節、硬口蓋と軟口蓋の移行部に囲まれた顎堤と口蓋、下顎では歯肉唇移行部、歯肉頬移行部、舌側歯槽溝、レトロモラーパッド後縁に囲まれた顎堤とされている[2]。

概形印象は、総義歯の維持と支持が関与するこれらの領域が、確実に含まれていることが重要であり、歯肉唇移行部や歯肉頬移行部、舌側溝の幅と深さの概形が、表現されていなければならない[1]。

しかしながら、義歯粘膜面や義歯床辺縁を設定する顎堤粘膜や口蓋粘膜に被圧変位量の差があること（下顎の歯肉頬移行部は、上顎の歯肉頬移行部と比べて動きが2〜3倍大きい）[3]、義歯床辺縁を設定する不動粘膜（咀嚼粘膜）と可動粘膜（被覆粘膜）の境界部が不明瞭なこと、そして筋が筋活動をするとデンチャースペースの位置や幅など、側面全体の形態が変化することにより[2]、総義歯の床縁設定や印象は難しいとされている。

概形印象における解剖学的ランドマーク採得の必要性

無歯顎における研究用模型は、印象域の観察に用いるだけではなく、個人トレーや基礎床を製作するための模型である。ところが、研究用模型を製作するための概形印象採得法はさまざまである。

たとえ概形印象採得法が異なろうと、すべての概形印象に必須とされるのは"解剖学的ランドマーク"の採得である。上下顎に解剖学的ランドマークは多数存在するが（**図1**）、研究用模型から

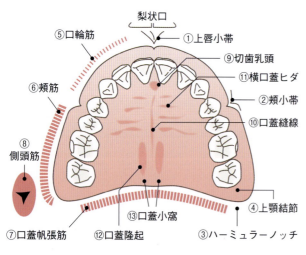

図❶ 概形印象・総義歯製作に必要な解剖学的チェックポイント
（神奈川歯科大学・松尾雅斗先生のご厚意による）

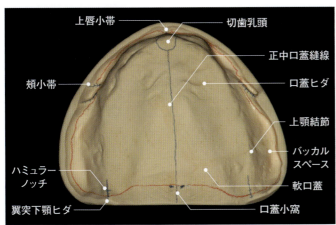
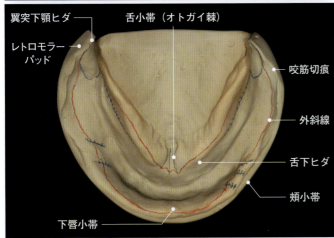
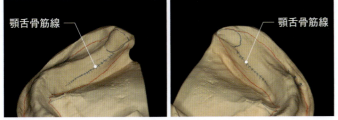

図❷ 技工上、研究用模型に必要な解剖学的ランドマーク

表❶ 上下顎で基準となる解剖学的ランドマーク

	基準	解剖学的ランドマーク
上顎	床後縁	口蓋小窩
	後方平面	ハミュラーノッチ 翼突下顎ヒダ
	床外形	上顎結節 バッカルスペース
	正中・人工歯排列	口蓋ヒダ 切歯乳頭 正中口蓋縫線
	前方平面	上唇小帯
下顎	後方・人工歯排列	レトロモラーパッド 翼突下顎ヒダ
	床外形	顎舌骨筋線
	舌側 床外形	後顎舌骨筋窩
	頬側 床外形	外斜線
	前方平面	下唇小帯
	正中・床形態	舌小帯 オトガイ棘 舌下ヒダ
	床後縁	咬筋切痕

製作される個人トレーや、咬合圧印象・咬座印象に用いる基礎床の外形は、概形印象により採得された解剖学的ランドマークを参考に決定される（図2、表1）。もし、概形印象で、解剖学的ランドマークがまったく採得されていなければ、個人トレーや基礎床の製作（外形の決定と印象域の設定）に影響を及ぼすだけではなく、製作された個人トレーや基礎床を用いる精密印象採得にも影響を及ぼす。

解剖学的ランドマークの形態は、概形印象のトレーの種類、印象材の稠度、印象材の種類、印象法などによって異なる

　グローバルスタンダードと称されたBoucherによる総義歯製作法をはじめ、わが国で紹介されている総義歯製作法は数多く存在する。数多く存在する総義歯製作法は、術者が意図する最終義歯を製作するための総義歯製作法であることを理解する必要がある。現在、わが国の大学教育で紹介されている概形印象採得法は、モデリングコンパウンドを用いて辺縁形成を行う印象採得法が第一選択として記載されている[4]。しかしながら、術者が意図する最終義歯を製作するための総義歯製作法は、概形印象採

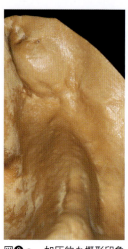 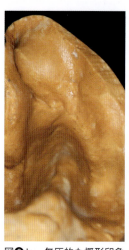 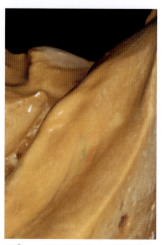 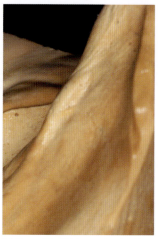

図❸a　加圧的な概形印象　　図❸b　無圧的な概形印象　　図❸c　開口印象した概形印象　　図❸d　閉口印象した概形印象

得からすでに始まっており、使用トレーの種類や使用する印象材の種類、使用する印象材の稠度、印象圧などすべて異なる。具体的にいえば、加圧か無圧か、1回法か2回法か、粘膜に対する印象か筋に対する印象か骨面に対する印象か、粘膜や筋の安静状態か動的な状態の印象かなど、すべて異なる。そのため、すべての概形印象面は相似形をなすが、同形ではない。例として、同一患者で、無圧的印象による研究用模型と加圧的印象による研究用模型、開口印象による研究用模型と閉口印象による研究用模型について、それぞれの形態を比較した。同一患者であるにもかかわらず、顎堤粘膜上の解剖学的ランドマークや頬粘膜に続く粘膜反転部の印象形態が、微妙に異なるのがわかる。とくに無圧的か加圧的かで採得した場合、それぞれの印象面に合わせた総義歯製作工程となる（**図3a〜d**）。

　概形印象を無圧的に採得した研究用模型で個人トレーや基礎床を製作した場合、精密印象で機能印象を採ることにより、動的状態を追加する状態になる。逆に、概形印象を加圧的に採得した研究用模型で個人トレーや基礎床を製作した場合、顎堤粘膜が加圧されているため、床縁が伸びる傾向にあり、個人トレーや基礎床の内面に強い当たりが出たり、解剖学的ランドマークが変形されている可能性がある。概形印象を無圧的印象にしても、加圧的印象で行ったとしても、顎堤形態や顎堤粘膜性状（硬さ・厚さ）、口腔周囲組織の採得状態を把握し、研究用模型から個人トレーや基礎床を製作した場合にどこを調整すべきかなど、理解することが重要である。

　研究用模型から行う床外形線の設定と、個人トレーや基礎床の外形線の設定は、精密印象の有無、筋圧形成の有無、精密印象採得法、精密印象の使用材料によって異なり、最終形態を考慮して製作することが望ましい。

　硬組織の異常（口蓋隆起や下顎隆起、著明なアンダーカットをもつ上顎結節、鋭利な骨縁など）や軟組織の異常（フラビーガム・小帯の高位付着など）[5]、舌の異常（大きさや形態、緊張度や位置異常による後退位、運動異常の有無、開口時の反射的後退状態）、著しい顎堤吸収がある場合、必ずしも解剖学的ランドマークが明瞭に出現しているとは限らないため、術者が意図的に床縁の長さや厚みをコントロールしなくてはならない。

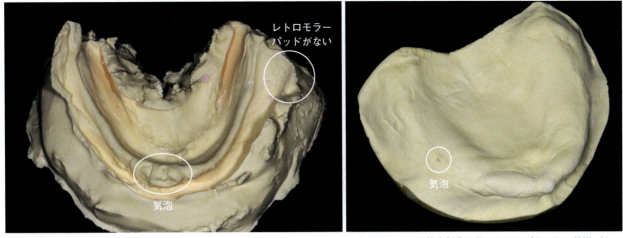

図❹ 時折、歯科技工士は解剖学的ランドマークが十分に採得されていない研究用模型から総義歯製作を行わなければならない状況がある

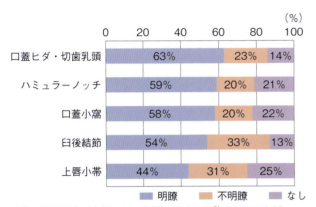

図❺ 模型調査（上顎：207症例）［参考文献2）より引用改変］

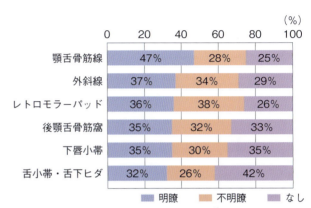

図❻ 模型調査（下顎：207症例）［参考文献2）より引用改変］

不十分な概形印象採得が招く、総義歯製作工程のエラー

　時折、歯科技工士は解剖学的ランドマークが十分に採得されていない研究用模型から総義歯製作を行わなければならない状況があることを理解していただきたい（図4）。概形印象採得時にトレーが直接接触し、口腔周囲筋組織に繋がるレトロモラーパッドや舌下ヒダ、舌小帯などの解剖学的ランドマークの形状が変形するような概形印象の不備、研究用模型に石膏注入の不良や気泡混入がみられる場合もある。最悪なケースでは、義歯床外形を決定する解剖学的ランドマーク自体が概形印象面に採得されていない。

　ところで、上顎研究用模型上の解剖学的ランドマークの採得率（出現率）は約44〜63％、下顎研究用模型上の解剖学的ランドマークの採得率は約32〜47％となり、概形印象から採得される解剖学的ランドマークの採得率は、全体の半分を下回る結果となった文献がある（図5、6）[6]。下顎研究用模型上の解剖学的ランドマークの採得率が低い理由として、上顎より下顎の概形印象採得のほうが難易度が高いことと、顎堤条件が悪い症例では解剖学的ランドマークが判別しにくいことが挙げられる。

　しかしながら、口腔内を直接診る機会がなく、概形印象採得の術者ではない第三者の歯科技工士が、研究用模型から義歯床外形を設定し、さらに個人トレーや基礎床を製作する場合、解剖学的ランドマークが採得されていなければ、義歯床外形の決定が

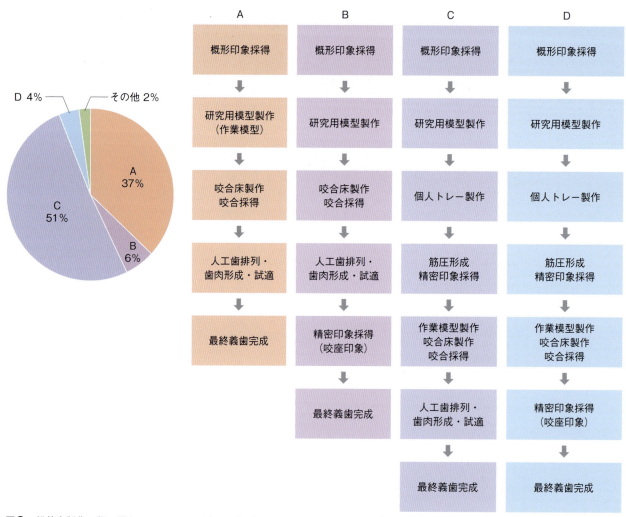

図❼ 総義歯製作工程に関するアンケート調査の回答（回答数：128名）[参考文献[2]）より引用改変]

困難になるのは当然である。

　研究用模型上の解剖学的ランドマークは、総義歯製作で義歯床外形と個人トレーや基礎床の外形線を設定するための基準となる、極めて重要な情報である。概形印象採得時の解剖学的ランドマークの変形は、義歯床外形に影響する。ましてや、解剖学的ランドマークが採得されていなければ、義歯床外形すら設定できない。よって、総義歯製作工程にも影響を及ぼすことを意味する。

　適合が悪い個人トレーで、筋圧形成や精密印象が採得できるであろうか？

　また、適合が悪い基礎床で咬合採得と精密印象が採得できるであろうか？

　その答えは"No"である。個人トレー製作から精密印象採得を省いた簡略型の総義歯製作［概形印象採得→研究用模型（作業模型）製作→咬合床製作・咬合採得→人工歯排列・歯肉形成・試適→最終義歯完成］を用いた場合、概形印象から製作した研究用模型が作業模型になるため、なおさら解剖学的ランドマークが採得された概形印象が必要となる。

総義歯の印象は、基本的には"概形印象＋精密印象"

　義歯床外形の設定基準となる研究用模型上の解剖学的ランドマーク印象採得状態と、

歯科医師が意図する総義歯形態や総義歯製作工程の概要を把握する目的で、歯科医師を対象に、解剖学的ランドマークに関するアンケート調査を行った文献[6]がある（図7）。その結果、大学教育の総義歯学で多く採用され、広く普及している総義歯製作工程Ｃ（概形印象採得→研究用模型製作→個人トレー製作→筋圧形成・精密印象採得→作業模型製作・咬合床製作・咬合採得→人工歯排列・歯肉形成・試適→最終義歯完成）を採用している歯科医師は51％と最も多かった。次いで、個人トレー製作から精密印象採得を省いた簡略型の総義歯製作工程Ａが37％と多いことがあきらかになった。

　しかしながら、大学教育の総義歯学で多く採用され、広く普及している総義歯製作工程Ｃをはじめ、多くの総義歯製作法の印象は、概形印象と精密印象を行う。成書によると、総義歯の印象は概形印象と精密印象の２段階に分けて行われ、概形印象の静態印象（解剖学的印象）と精密印象の動態印象（機能印象）を合わせて"総義歯の印象"が完成する[2]と述べられている。総義歯の印象を"概形印象と精密印象を合わせた印象"とする理由に、印象の対象となる顎堤粘膜に可動性粘膜と不動性粘膜が混在し[4]、部位によって被圧変位量が異なるだけではなく、印象域の境界が不明瞭であるため、１回の印象採得で義歯支持域を正確に記録するのは困難である[1]ことが挙げられる。実際、総義歯の概形印象と精密印象は印象目的が異なり、印象域の設定のために概形印象を行い、次に粘膜の状態を正確に記録するために精密印象を行う[4]。これはまさに、概形印象が予備印象、一次印象、準備印象と呼ばれるゆえんである。

　時に、概形印象と精密印象は、別々の総義歯製作工程と勘違いされる傾向がある。総義歯の概形印象は、以下のように誤って解釈されている節がある。

誤認識

- 概形印象は、個人トレーや基礎床を製作するための印象だから、概形印象が不十分でも構わない
- 精密印象が本印象なのだから、概形印象が不十分でも構わない

　概形印象から製作した模型を研究用模型、精密印象から製作した模型を作業模型と呼ぶが、これが総義歯製作における概形印象の誤った解釈を生じる要因の一つといえる。とにもかくにも、総義歯製作工程の始まりである概形印象採得を完璧に行うことは、次へ続く製作工程のエラーを可能なかぎり少なくすることに繋がる。

　また、個人トレー製作から精密印象採得を省いた簡略型の総義歯製作工程Ａで総義歯を製作する場合、研究用模型が作業模型を兼ねている。つまり、概形印象が精密印象を兼ねていることになる。本法では、粘膜に対する機能印象を行うことができないぶん、概形印象採得から製作した研究用模型で基礎床を作らなければならず、そのぶん粘膜に対する機能運動をみて基礎床の調整を行わなければならない。そのため、概形印象採得に不備があると、総義歯製作工程のエラーに繋がる。

意図する総義歯形態について、歯科医師と歯科技工士で一致させる

　意図する最終総義歯形態を製作するために、研究用模型で設定される義歯床外形の

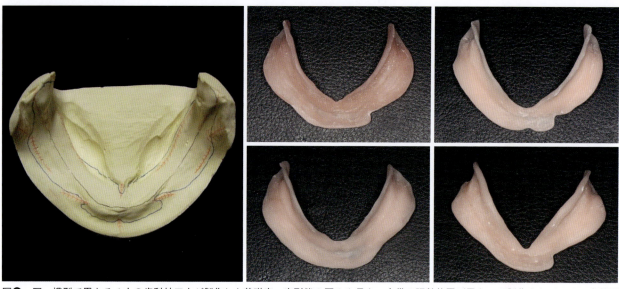

図❽ 同一模型で異なる4人の歯科技工士が製作した基礎床。床形態の厚みや長さ、小帯の調整位置が異なって製作されている。床外形や基礎床製作の考え方の違いが浮き彫りになっている

　決定を、歯科医師と歯科技工士間で一致させる必要がある。なぜなら、歯科医師だけではなく、歯科技工士が考える研究用模型上の解剖学的ランドマークから設定する義歯床外形もまた、異なることを覚えておかなければならない（**図8**）。たとえば、レトロモラーパッドをどの程度覆うのか、小帯をどの程度避けてどのような形態にすべきなのか、頰棚は外斜線を越すべきなのか、顎舌骨筋線部の義歯床外形は何mm下縁にすべきなのかなど、義歯床外形の設定に関する考えを一致させないと、義歯床外形が決定できない場合がある。時に、歯科技工士は最終的に維持安定した義歯床製作を優先し、研究用模型から設定する床形態を変化させることがある。総義歯の印象は、軟らかい顎堤粘膜や周囲組織を対象とするが、症例は千差万別である。解剖学的ランドマークの採得状態の違いを理解し、次の総義歯製作工程である個人トレーや基礎床の製作に活かさなくてはならない[2]。

【参考文献】

1) 大川周治（編著），市川哲雄，平井敏博，細井紀雄（編）：無歯顎補綴治療学 第3版．医歯薬出版，東京，2016：102-103．
2) 細井紀雄，平井敏博，長岡英一，赤川安正，鈴木哲也，大川周治（編）：コンプリートデンチャーテクニック 第6版．医歯薬出版，東京，2016：15，21，33．
3) 亀田行雄，阿部二郎（編著）：総義歯治療で最も大事なことは何か？．ヒョーロン・パブリッシャーズ，東京，2017：56-58．
4) 前田芳信（監），松田謙一：全部床義歯臨床のビブリオグラフィー．医歯薬出版，東京，2019：24-33．
5) 長尾正憲，小林憲一，鈴木哲也：デンタルテクニックス④ 無歯顎の印象．口腔保健協会，東京，1999：4-5．
6) 野澤康二：総義歯製作工程および解剖学的ランドマークについての歯科技工士調査．日本顎咬合学会誌 咬み合わせの科学，33(1/2)：23-30，2013．

Chapter 2
無歯顎概形印象の手技

Method 1	富山県・やまざき歯科医院 山形県・佐藤歯科医院 ラ・フランス オフィス	山崎史晃 佐藤勝史
Method 2	東京都・日本橋土屋歯科医院 福島県・塩田博文歯科	土屋公義 塩田博文
Method 3	北海道・中村歯科医院	中村順三
Method 4	東京都・ジュンデンタルクリニック 東京都・銀座深水歯科	市川 淳 深水皓三
Method 5	千葉県・かとう歯科・矯正歯科 福島県・医療法人慈愛恵真会 あらかい歯科医院	加藤友寛 松本勝利
Method 6	神奈川県・ナカエ歯科クリニック／ 神奈川歯科大学大学院 全身管理医歯学講座 元神奈川歯科大学臨床教授	前畑 香 渡辺宣孝
Method 7	東京都・Matsumaru Denture Works 日本大学松戸歯学部 教授	松丸悠一 河相安彦

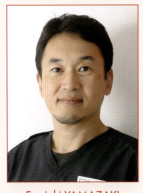
Fumiaki YAMAZAKI
富山県・
やまざき歯科医院

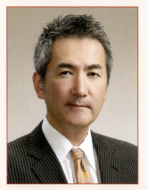
Katsushi SATO
山形県・佐藤歯科医院
ラ・フランス オフィス

Method 1
山崎史晃・佐藤勝史

下顎総義歯吸着のための
ダブルインプレッションテクニック

下顎総義歯の吸着のためには、義歯が周囲組織と調和して空気が入り込まないこと、そして義歯外形が大きすぎて、粘膜の力で義歯が跳ね上がらないことが重要である。そのため、概形印象では解剖学ランドマークがすべて覆われていることはもちろん、患者さんの素直な口腔内空間を採得する必要がある。本項では、フレームカットバックトレー（FCBトレー）と軟らかい印象材を行き渡らせるためのシリンジを用いた、下顎総義歯吸着のための概形印象理論とその手法について紹介したい。

■ 概形印象のチェックシート

山崎史晃　佐藤勝史

１．印象圧による印象分類

☐ 完全無圧印象　　☑ 最小圧印象　　☐ 加圧印象　　☐ 選択的加圧印象

☐ その他（　　　　　　　　　　　　　　）

２．印象時の開閉口状態による印象分類

☑ 完全閉口印象　　☐ 閉口にかぎりなく近づけた印象　　☐ 開口印象

☐ その他（　　　　　　　　　　　　　　）

３．印象時の機能運動

☐ あり　　☑ なし　　☐ その他（　　　　　　　　　　　　　　）

４．印象時の口唇および頬のマッサージ

☑ あり　　☐ なし　　☐ その他（　　　　　　　　　　　　　　）

＊上顎印象時に、口唇を軽く引っ張る
　下顎印象時に、頬側の過剰な印象材を除くために頬を２度なで上げる

５．印象材の種類

■製品名（メーカー名）：

シリンジ；アルフレックス ダストフリー（ニッシン）、アキュデント XD シリンジマテリアル（Ivoclar
　　　　　Vivadent）、アロマファイン ダストフリー（ジーシー）

トレー；アルフレックス デンチャー（ニッシン）、
　　　　アキュデント XD トレーマテリアル（Ivoclar Vivadent）、ハイテクニコール（ジーシー）

６．練和法

☐ 手練和　　☑ 機械練和　　☐ 自動練和　　☐ その他（　　　　　　　　　　　　）

■機械練和器・自動練和器（メーカー名）：スーパーらくねる（ジーシー）

７．印象時の水温

☐ 常温水　　☑ 水道水　　☐ 冷水　　☐ 氷水　　☐ 水は必要ない

☐ その他（　　　　　　　　　　）

＊室温が高い場合は、冷水を使用

８．印象材の混水比

☑ メーカー指定の混水比　　☑ 混水比を変える　　☐ 水は必要ない

☐ その他（　　　　　　　　　　）

＊アルフレックス ダストフリー：水を５割増し、アロマファイン ダストフリー：水を２割増し
　アルフレックス デンチャー：メーカー指定、ハイテクニコール：水を２割減

9．使用材料による印象分類

☐ 単一印象

☐ 連合印象（1回法）

　☐ 同種（　　　　　　　　　　　　　　）　☐ 異種（　　　　　　　　　　　　　　　　）

☑ 連合印象（2回法）

　☐ 同種（　　　　　　　　　　　　　　）　☑ 異種（2種類のアルジネート印象材を使用）

　☐ 1次印象後の印象材のトリミングあり　☐ トリミングなし

☐ その他（　　　　　　　　　　　　　　）

10．トレーの種類

☐ 有歯顎用既製トレー　　☐ 無歯顎用既製トレー　　☑ その他（　　　　　　　　　　　　）

■トレーの製品名（メーカー名）：FCB トレー（モリタ）

11．トレーの調整

☑ あり　　☐ なし

■使用材料：

＊頬側・舌側の過長部を削合して調整

12．シリンジの使用有無

☑ あり　　☐ なし

■シリンジの製品名（メーカー名）：

13．トレーの挿入法

■上顎：印象材を盛ったトレーを口腔内前方から後方へゆっくり押しながら挿入

■下顎：上顎と同様

14．ポジション

■上顎：背もたれを45°傾けて11時方向の患者後方から行う

■下顎：上顎と同様

15．トレーの撤去法

印象がトレー撤去時に変形しないように小帯部にエアーを入れ、陰圧を開放させてから口腔内より撤去する

上下顎の概形印象

[上顎]

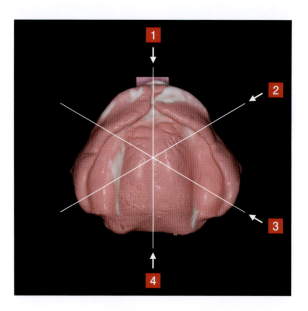

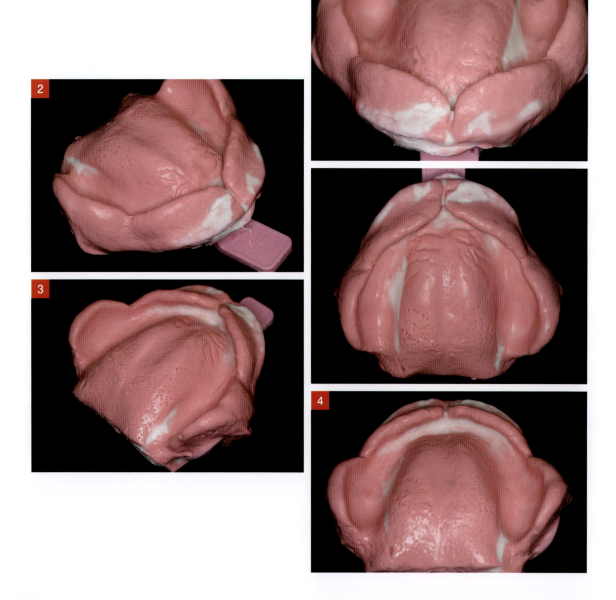

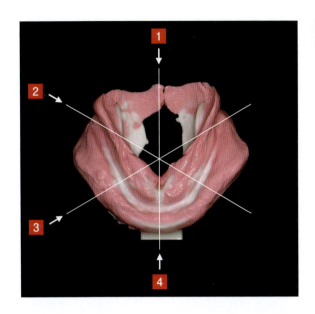

[下顎]

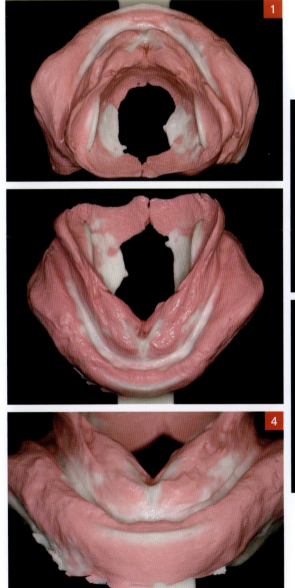
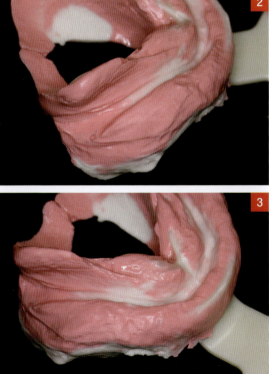

概形印象採得の手順

上顎概形印象採得の手順

①シリンジに入れたアルジネートを、左側上顎結節外側から上唇小帯までの口腔前庭部、右側上顎結節外側から上唇小帯までの口腔前庭部に注入する。このとき、上唇小帯部のアルジネートを左右重ね合わせることにより、気泡の侵入リスクを軽減できる。最後に、口蓋中央に３cm大のアルジネートを注入する。

②アルジネート印象材を盛った無歯顎用のトレーの前方を、前歯部の口腔前庭に挿入する。

③トレーのポジションが正しいことを確認したのち、トレーの後縁を圧接していく。

④口蓋に注入したアルジネートがトレー後縁から見えたところで、トレーの圧接を止める。

⑤上唇を１、２度ほどつまんだ後に、アルジネートが硬化するまで待つ。このとき、患者に機能運動を指示しない。

下顎概形印象採得の手順

①シリンジに入れたアルジネートを、左側の後顎舌骨筋窩（レトロモラーパッド内側）→舌下ヒダ部→右側の後顎舌骨筋窩→右側頬側→左側頬側の順に挿入する（**1**）。

②左手で左下の口唇を引いて前歯部の顎堤の位置を確認し、アルジネート印象材を盛ったFCBトレーを右側から回転させながら挿入する（**2**）。

③FCBトレーの前方が、前歯部の口腔前庭に位置していることを確認する（**3**）。

④患者に、舌を前に突出してから安静位に戻してもらうと、力を入れなくてもトレーをデンチャースペースに設置させることができる（**4**）。口腔内の緊張が解けるまで7秒待つ。

⑤両手でFCBトレーの$\overline{6|6}$相当部を優しく押さえて、トレーを沈み込ませる（**5**）。

⑥患者に口を閉じてもらいながら、両親指で上口唇を引っ張り上げる（**6**）。

⑦口唇でトレーを咥えてもらう（**7**）。

⑧頬側の過剰なアルジネート印象材を除くために、頬を２度ほどマッサージする（**8**）。

適切な総義歯を製作するためには、エラーのない概形印象が重要である。野球やゴルフなど、素振りがスポーツの上達に欠かせないように、印象においても基本的な手技を体に覚え込ませることが重要である。まず、後述する印象材の扱いやトレーの入れ方などの基本的な手技を身につけ、患者に喜ばれる総義歯臨床の一助にしてほしいと思う。

[山崎史晃]

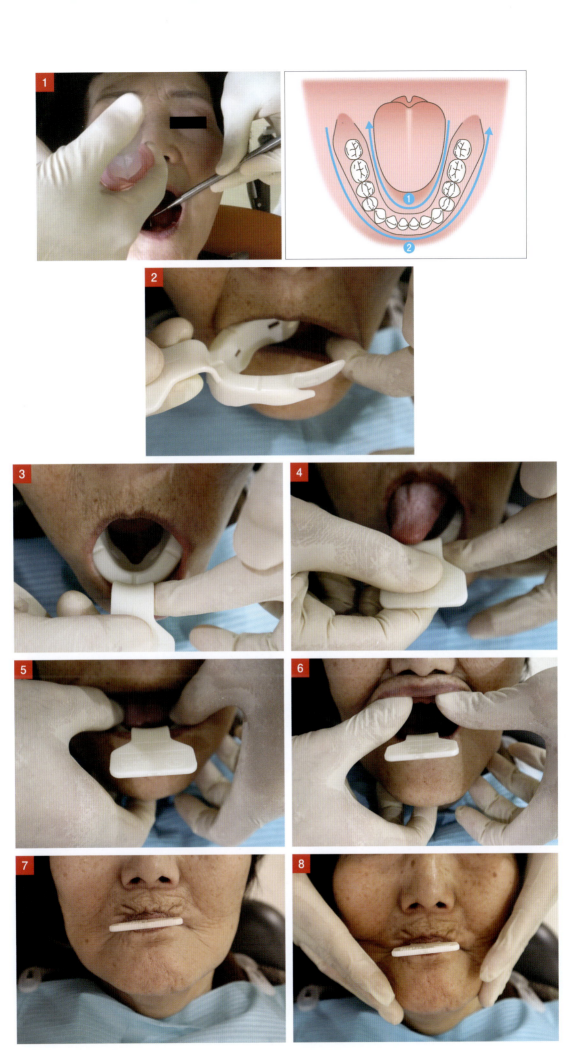

私の考える"概形印象の重要性"

①SEMCD (Suction-Effective Mandibular Complete Denture)

総義歯の歴史を紐解くと、上顎総義歯が落下しないためにはどうしたらよいか？ というところから学問が始まっている。そして、上顎総義歯の吸着が達成された後、自然の流れとして切望されたのは、下顎総義歯の吸着であった。

そこで、1999年に阿部二郎氏によって世界に先駆けてわが国から「下顎総義歯の吸着のメカニズム」を理論的にまとめ上げ、公表した。臨床において、その理論に基づいて総義歯を製作すると、確かに多数の症例で下顎総義歯の吸着が可能となった。そのため、この臨床テクニックが種々の媒体によって紹介され、20年の歳月を経ても、わが国のみならず、世界に広まりつつあるのが現状である。

この吸着下顎総義歯はいよいよ世界でも認知度が高まり、英語ではSEMCD (Suction-Effective Mandibular Complete Denture) と呼ばれている。吸着下顎総義歯は、世界に向けたわが国発信のコンテンツであり、「Cool Japan！」なのである。

概形印象のコンセプト

覚醒時に最も取り得る顎位である下顎安静位における素直な口腔内空間に合わせた義歯を装着したら、どうであろう。その義歯で噛める・噛めないは別として、もともと存在している空間に義歯を入れるのであるから、これは患者にとって邪魔に感じない義歯となるだろう。

その邪魔にならない空間の可動粘膜を、軟らかいアルジネート印象材の"コシ"のみの均一なわずかな圧で押し広げた口腔内空間は、義歯にとって全周を辺縁封鎖し得る空間となる。義歯の辺縁封鎖とは、義歯床で可動粘膜をわずかに押し広げて、その反発力でシールすることだからである。

つまり、概形印象の目的は「辺縁封鎖し得る空間」を採得することである（**図1**）。実際、この手技で採得した概形印象体は、開口時に舌が後退位を取らなければ、口腔内から撤去するときに「陰圧」を感

じることができる。

この概形印象で義歯を製作すると、下顎安静位にて口を動かさなければ、快適な義歯となる。しかし実際には、患者は日常生活を営むために口腔機能運動を繰り返す。すると、口腔粘膜が動き、それによって義歯も押しやられ、脱離したり潰瘍や疼痛を引き起こしやすい。そのため、精密印象にてこの機能運動で動く部分を概形印象形態から差し引いて、最終義歯形態を決定するのである。したがって、概形印象体に比較して精密印象体は小さくなる。

FCBトレー

ただし、この義歯の最終形態を決定する精密印象の各個トレー製作に備え、概形印象時に工夫が必要である。舌の横腹とレトロモラーパッド下方内側の顎堤は、開閉口時において常時接している箇所であるため、アルジネート印象材が同部に入らず、印象を採得できない。また、下口唇と前歯部顎堤唇面も然りである。これらの箇所は総義歯形態を造形するうえで、精密印象体に印記が必須の箇所である。したがって、この2ヵ所に印象材を設置するために、接している粘膜を開くためのパーテーションを同部に挿入する必要がある。

そこで、FCBトレー (Frame Cut Back トレー：モリタ) が開発された。同部らにパーテーションを備えたトレーである（**図2**）。特徴として、その他の粘膜を押さない設計となっており、下顎安静位における素直な口腔内空間を可及的に維持した印象を採得できる。

逆の言い方をすれば、FCBトレーでなければ、求める概形印象体を採得することができない。通常の既製トレーでは、トレー辺縁が口腔粘膜に接触して押し広げてしまい、素直な口腔内空間を採得できない。そもそも、ほとんどの既製トレーは開口用に製作されているので、トレーを口腔内に挿入したまま閉口することが不可能である。

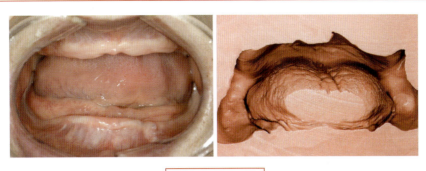

図❶　概形印象のコンセプト

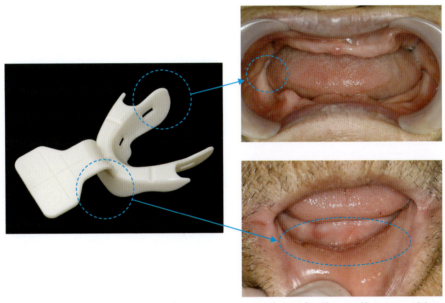

図❷　パーテーション付き取り扱い棒であるFCBトレー（モリタ）。綿アメの棒をイメージする

概形印象で最も重要なことは？

　概形印象で最も重要なのは、閉口状態で舌側に倒れたレトロモラーパッドの印象を採得することである。レトロモラーパッドは、開口状態では翼突下顎ヒダに引かれてまっすぐに立ち上がっている。しかし、閉口するとレトロモラーパッド前方の硬い組織はあまり変化しないが、後方の軟らかい組織が舌側に倒れてその形態が変化する（図3）。

　その他の箇所は、精密印象で辺縁の長さを再設定することになる。しかし、この部位において、閉口状態の概形印象で舌側に倒れたレトロモラーパッドを採得してこの倒れた状態の個人トレーを製作し、閉口状態の精密印象に臨んで、初めて閉口状態の舌側に倒れたレトロモラーパッドを採得できる。

　もし、開口状態の立ち上がったレトロモラーパッドを概形印象して個人トレーを製作し、閉口状態の精密印象を行っても、同部の個人トレーとレトロモラーパッドが適合していないので、適切な印象にはならない。

　この舌側に倒れたレトロモラーパッドの義歯形態を付与することで、閉口時ではもちろん、同部に適合した閉口状態の辺縁封鎖が確実となる。また、開口状態においても、レトロモラーパッド後方の軟ら

27

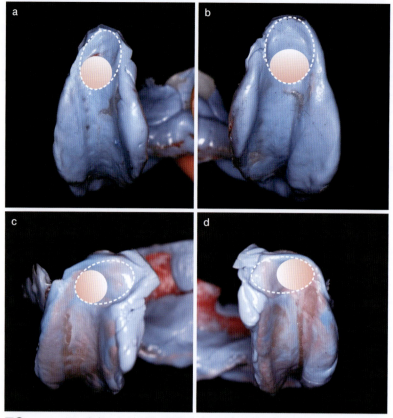

図❸ a〜d　同一患者における開口印象時（a、b）と閉口印象時（c、d）のレトロモラーパッド形態の比較。レトロモラーパッドは、開口状態では翼突下顎ヒダに引かれてまっすぐ立ち上がっている。一方、閉口するとレトロモラーパッド前方の硬い組織はあまり変化しないが、後方の軟らかい組織が舌側に倒れて、その形態が変化する

かい部分が立ち上がるが、義歯後縁部がその部分を押さえ込む形となり、辺縁封鎖は維持されることとなる（図4）。

目指す義歯形態のコンセプトを理解する

従来型の解剖学的ランドマーク義歯のコンセプトは、「筋の付着部まで義歯床を伸ばし、咀嚼時の噛み込んだときに義歯の動きの最小化を図り、最大耐圧となるよう意図する」ことである。

辺縁封鎖を狙うといってコンパウンドやティッシュコンディショナーなどで辺縁形成を行うが、これは部分的辺縁封鎖を指し示しており、どこからでも空気の侵入を許さない義歯床全周の辺縁封鎖を意味していない。

一方、吸着義歯のコンセプトは、「口腔粘膜組織によって義歯床全周の辺縁封鎖を達成することにより、咀嚼時に開口する場合に義歯が脱離せず、動きも最小化するため、スムーズな咀嚼ができる」ことである。

機能の主役は筋肉であるが、吸着の主役は筋肉の上に層状に乗っている口腔粘膜とする考え方である。

したがって、当然ながら概形印象のコンセプトも、この2つにおいては一線を画すものとなる。解剖学的ランドマーク義歯の概形印象は、解剖学的ランドマークを拾いやすいように口腔粘膜を印象材で強く押し広げて印象する場合が多い。

この2つのコンセプトの違いをよく理解しないと印象法を混合してしまい、どっちつかずの具合の悪い義歯になってしまう。

総義歯補綴治療で最も重要なことは？

近年紹介されている総義歯治療のどのアプローチ法を選択しても、多くの先人たちが努力を積み重ねてきていただいたおかげで、より適した材料の開発や理論および技術が進歩しており、それぞれにおいて良好な臨床成績が期待できる。

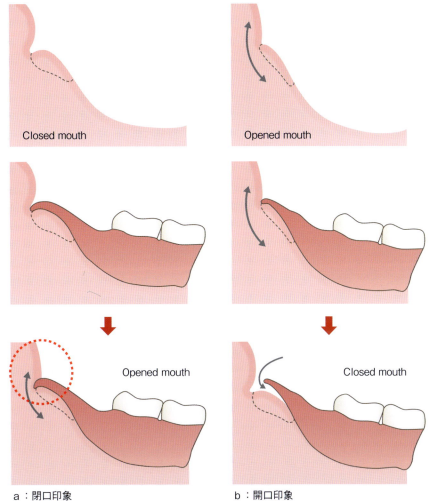

a：閉口印象　　　　　　　　　　b：開口印象

図❹ a、b　a：閉口印象で義歯製作すると、閉口時はレトロモラーパッドと同部床は適合している。開口するとレトロモラーパッドは垂直に立ち上がるので、同部床後縁が押さえ込む形となって封鎖を維持する。そのことにより、同部が潰瘍になることは臨床的にはほとんどない。b：逆に開口印象で義歯製作すると、閉口時はレトロモラーパッド後縁が折り畳まれて後方の軟らかい組織が舌側に倒れ、垂直的に高径が減少するため同部床と不適合となり、封鎖が剝がれやすい

しかし、Fenlon らの論文にあるとおり、患者満足度に最も寄与するのは上下顎の顎間関係である。すなわち、総義歯補綴治療で最も重要なことは、上下顎の咬合関係である。どれだけ安定のよい義歯を製作しようとも、顎位が不適切であれば義歯は揺すられて動き、口腔粘膜と床粘膜面が不適合となり、疼痛や潰瘍が発症して落下や浮き上がりを呈し、ひいては歯槽骨および顎骨の吸収が促進されるので、注意が必要である。

[佐藤勝史]

【参考文献】
1）阿部二郎：カラーアトラス 誰にでもできる下顎総義歯の吸着. ヒョーロン・パブリッシャーズ，東京，2004.
2）佐藤勝史：What is Suction Denture?. デンタルダイヤモンド社，東京，2014.
3）佐藤勝史：This is Suction Denture!. デンタルダイヤモンド社，東京，2017.
4）Fenlon MR, Sherriff M: An unverstigation of factors influencing patients' satisfaction with new complete dentures using structural equation modeling. J Dent, 36(6): 427-434, 2008.

■ 私の考える"概形印象の重要性"

②閉口機能印象用の個人トレーを製作する

下顎吸着義歯の概形印象には、おもに2つの目的がある。1つは、適合のよい閉口機能印象用の個人トレーを製作するための静的な一次印象採得。もう1つは、模型の咬合器付着と仮想咬合平面の設定のための基準として、解剖学的ランドマークを歯科医師と歯科技工士とで共有することである。

下顎吸着義歯のメカニズムと個人トレーの外形

下顎吸着義歯は、下顎床縁の全周囲を口腔可動粘膜で封鎖することによって嚥下あるいは咬合時に義歯内面を陰圧にし、会話や咀嚼時の義歯の維持力を強化する。義歯が小さく、義歯内面に1ヵ所でも空気が侵入すると、封鎖は壊れて義歯は外れてしまう。一方で、義歯が大きすぎると、義歯周囲組織の機能時に義歯を押し上げる力がかかり、同様に義歯は外れてしまう。したがって、義歯の封鎖を維持するには、義歯周囲組織の機能と調和した辺縁形態を付与する必要がある。それには、精密印象用の個人トレーの形態、そして個人トレーを製作するための概形印象が重要となる。まず概形印象について述べる前に、吸着義歯の精密印象と個人トレーの形態について整理したい。

下顎吸着義歯の精密印象と個人トレーの形態

1．精密印象採得

下顎吸着義歯では、シリコーン印象材つきの個人トレーを口腔内に挿入し、患者に日常生活の擬似的な運動として、①「ウー・イー」と頬側の運動、②舌を左右に動かす、③閉口したまま舌で前歯を押す、④嚥下という運動を指示し、**図5**のような特徴ある形態の精密印象採得を行う。このような形態は、個人トレーの形態と患者の自動的な運動によって決定されるため、個人トレーの外形を理解しておかなければならない。

2．レトロモラーパッド（図6）

下顎吸着義歯では、レトロモラーパッド部の接触性の封鎖を高めるために、レトロモラーパッド全周を義歯床で覆い、接触面積を大きく確保する。レトロモラーパッドは、開口時に伸延して変形してしまうため、閉口安静時の変形の少ないレトロモラーパッドの印象採得を行う。

3．頬棚部（図7）

頬棚部は、総義歯の支持域として重要である。しかし、過度な延長は義歯の跳ね上げや患者の違和感を生じる可能性がある。そこで、下顎吸着義歯の個人トレーの外形は粘膜の折り返し部（頬側の最下点）に設定する。そのため、概形印象は圧をかけて粘膜を押し広げた印象でなく、可及的に圧を減らし、頬粘膜の安静時の静的な形態を再現した印象が好ましい。粘膜の折り返しより外側は静的な概形印象ではなく、精密印象時にコシのあるシリコーン印象材を用いて閉口機能印象を行う。

4．顎舌骨筋線部（図8）

義歯辺縁を顎舌骨筋線よりも下方に延長することによって義歯の横揺れを少なくすることが可能だが、過度な延長は、義歯の浮き上がりや舌の機能を妨げる可能性がある。そこで、下顎吸着義歯では、顎舌骨筋線を2mm下方に伸ばしたラインを個人トレーの外形線とする。個人トレー外形が顎舌骨筋線より短い場合、顎舌骨筋線と舌の脇腹とのスペースが狭いため、印象材を下方に延長することは難しく、顎舌骨筋窩部の印象採得が困難になる。概形印象では、顎舌骨筋線を確実にカバーする一方で、過度な延長を避ける必要がある。

従来の印象法と吸着印象法による模型の比較

図9は、同一患者における従来法の印象とFCBトレーを用いた印象（吸着印象）の比較である。レトロモラーパッドの変形が少なく、境界も明瞭に確認することができる。頬棚部も印象圧が弱く、粘膜のシワが認められる。粘膜の折り返し部を容易に確認することができる。　　　　　　　　[山崎史晃]

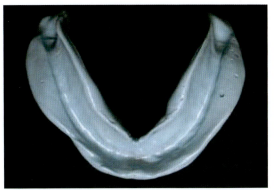

図❺ 下顎吸着義歯の精密印象形態の特徴。①レトロモラーパッドを全周被う、②舌下ヒダ部の辺縁に厚みを与える、③後顎舌骨筋線部は薄く、顎舌骨筋線を越える、④頬側は、義歯の周囲粘膜組織と可及的に調和させる

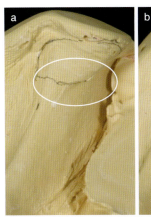

図❻a、b レトロモラーパッド。a：閉口安静時。b：開口時には伸延して変形する

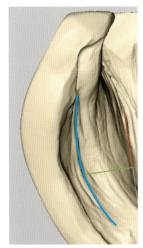

図❼ 頬棚部。下顎吸着義歯の個人トレーの外形は粘膜の折り返し部（頬側の最下点）に設定する

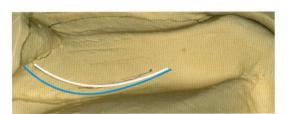

図❽ 顎舌骨筋線部。下顎吸着義歯では、顎舌骨筋線を2mm下方に伸ばしたラインを個人トレーの外形線とする

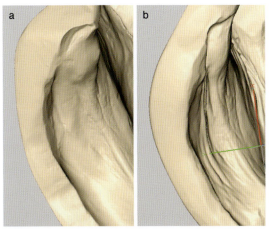

図❾ 従来の印象法と吸着印象法による模型の比較。a：従来法による印象、b：FCBトレーを用いた吸着印象。粘膜の折り返し部を容易に確認することができる

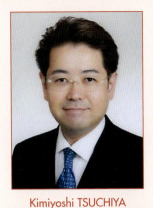
Kimiyoshi TSUCHIYA
東京都・日本橋土屋歯科医院

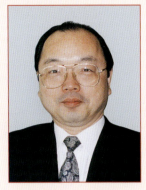
Hirofumi SHIODA
福島県・塩田博文歯科

Method 2
土屋公義・塩田博文

「硬練り・山盛り・水かけ・HUMAN TRAY」が義歯作り成功の秘訣

義歯製作の印象材は、「アルジネートでよいの？」ではなく、普段から扱い慣れているアルジネート印象材がよいと考える。さらに小さく印象を採って、後から採り足りない部分を大きくしていくのではなく、われわれはアルジネート印象材で「硬練り・山盛り・水かけ・HUMAN TRAY で、せーの！ ヨイサ！」と、最初からダイナミックな採れすぎの印象を採得している。すると、デンチャーマージンが印記されるので、模型上のデンチャーマージンを確認しながら引き算をして、適正な形態を導き出していくほうが、簡単に義歯を製作できる。印象を大きく採って、大きすぎない義歯を作ることが、成功の秘訣である。

概形印象のチェックシート

土屋公義　塩田博文

1．印象圧による印象分類

☐ 完全無圧印象　　☑ 最小圧印象　　☐ 加圧印象　　☐ 選択的加圧印象
☐ その他（　　　　　　　　　　　　　　　）

2．印象時の開閉口状態による印象分類

☐ 完全閉口印象　　☑ 閉口にかぎりなく近づけた印象　　☐ 開口印象
☐ その他（　　　　　　　　　　　　　　　）

3．印象時の機能運動

☐ あり　　☑ なし　　☐ その他（　　　　　　　　　　　　　　　）

4．印象時の口唇および頬のマッサージ

☐ あり　　☑ なし　　☐ その他（　　　　　　　　　　　　　　　）

5．印象材の種類

■製品名（メーカー名）：アルフレックスデンチャー（モリタ）
　　　　　　　　　　　　トクヤマ A-1 α ノーマル（トクヤマデンタル）

6．練和法

☐ 手練和　　☐ 機械練和　　☑ 自動練和　　☐ その他（　　　　　　　　　　　　　）
■機械練和器・自動練和器（メーカー名）：スーパーらくねる（ジーシー）

7．印象時の水温

☐ 常温水　　☐ 水道水　　☑ 冷水　　☐ 氷水　　☐ 水は必要ない
☐ その他（　　　　　　　　　　　　　　　）

8．印象材の混水比

☐ メーカー指定の混水比　　☑ 混水比を変える　　☐ 水は必要ない
☐ その他（　　　　　　　　　　　　　　　）
＊混水比に対し、15〜25％水を少なくする

9．使用材料による印象分類

☑ 単一印象

☐ 連合印象（1回法）

　☐ 同種（　　　　　　　　　　　　　　　）　☐ 異種（　　　　　　　　　　　　　　　）

☑ 連合印象（2回法）

　☐ 同種（　　　　　　　　　　　　　　　）　☐ 異種（　　　　　　　　　　　　　　　）

　☐ 1次印象後の印象材のトリミングあり　☑ トリミングなし

☐ その他（　　　　　　　　　　　　　　　）

＊単一印象に不足があった場合のみ2回法を行う（上顎のみ）

10．トレーの種類

☐ 有歯顎用既製トレー　☑ 無歯顎用既製トレー　☐ その他（　　　　　　　　　　　　）

■トレーの製品名（メーカー名）：HUMAN TRAY（まるいち）

11．トレーの調整

☐ あり　☑ なし

■使用材料：

12．シリンジの使用有無

☐ あり　☑ なし

■シリンジの製品名（メーカー名）：

13．トレーの挿入法

■上顎：印象材を盛ったトレーを口腔内後方から前方へゆっくり押しながら挿入

■下顎：印象材を盛ったトレーを口腔内前方から後方へゆっくり押しながら挿入

14．ポジション

■上顎：患者水平位12時方向の患者後方から行う

■下顎：患者水平位12時方向の患者後方から行う

15．トレーの撤去法

撤去時に変形しないようにエアーを入れて口腔より撤去する

上下顎の概形印象

[上顎]

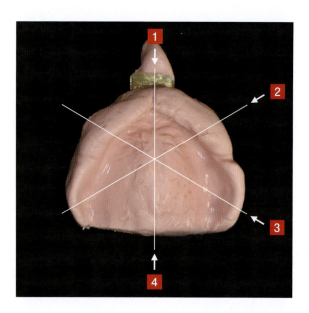

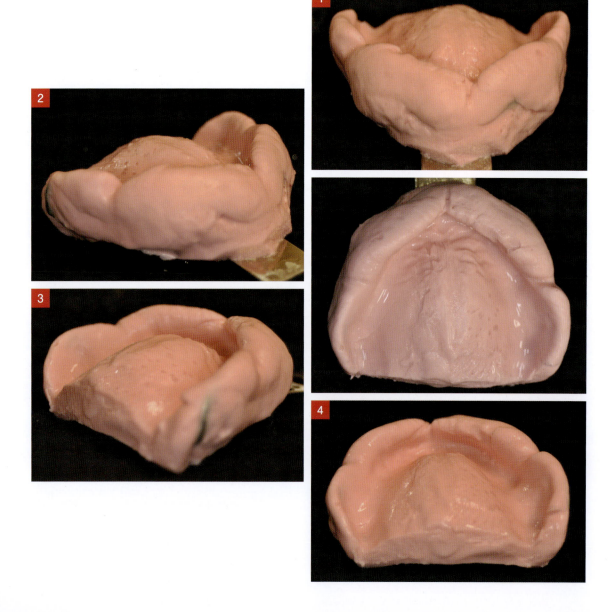

[上顎]

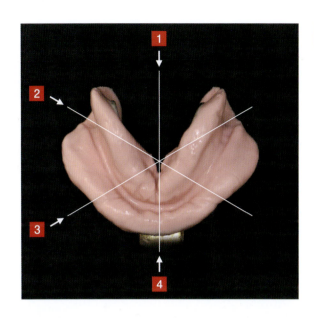

[下顎]

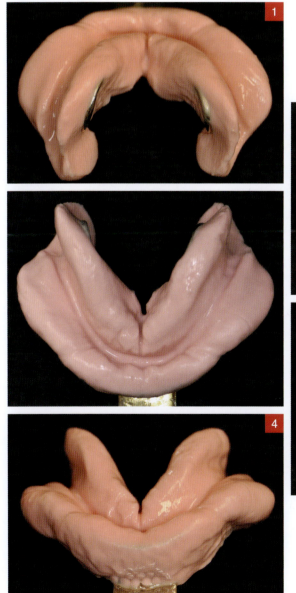

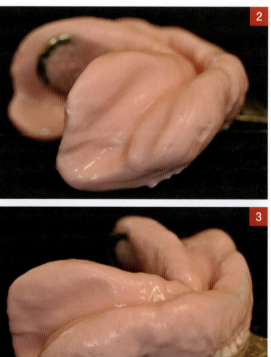

概形印象採得の手順

塩田流印象採得の極意

　私が行っている印象採得は、師匠である塩田博文先生の教えのとおりで、アルジネートノーマルタイプ［トクヤマ A-1 α ノーマル（トクヤマデンタル）：1、2］と塩田先生考案の HUMAN TRAY（後述）を使用する。

　その印象方法の極意としては、①固練り、②山盛り、③水かけであり、おのおのを簡単に解説する。

概形印象採得の準備

①硬練り：アルジネート印象材を硬く練る

　ノーマルタイプのアルジネート印象材を通常の混水比で練和すると、フローがよすぎて採りたい肝心な箇所が流れてしまううえに、粘膜を押し広げてうまく皺を伸ばすこともできない。

　臨床において、大きすぎる印象は製作時に小さくすればよいが、小さすぎる印象は採れていない箇所があり、そのまま義歯製作を進めても患者の納得が得られず、致命的になる可能性は高くなる。

　自動練和器［当院ではスーパーらくねる（ジーシー）を使用：3］などを利用し、適正混水比より15 〜 25％水の量を減らしてクリーミーに練和する（地域の水の硬さやその日の水温などにより変動）。練りあがった印象材は、触って手に付かない程度の硬さであり、印象用のトレーのパンチから出た印象材が隣の印象材と繋がらない硬さ（たとえば、昔あったおもちゃの床屋さんで粘土の髪の毛が生えてくるイメージ：4）。

②山盛り：アルジネート印象材をトレーに山盛りにする（てんこ盛り）

　練和した印象材が不足して口腔内全体に行きわたらなければ、よい印象採得はできない。トレーにスパチュラで「ヘリ」から高く盛りつける。要はいっぱい入れるということである（大盛りのざる蕎麦のイメージ：5）。

　印象材を硬めに練和しているので、印象材が流れて気管に入り込む心配もほとんどなく、嘔吐反射の強い患者にも、「苦しくなかった」と言われることが多い。

③水かけ：山盛りのアルジネート印象材を流水下で整形する（6）

　流水下で角をならし、まんなかを中心に高さ 1 cm程度になるよう整形し、余分な印象材は捨てる。このときの流水は、夏場の水道下であると、地域の気温によっては温水になっているため、冷水を使わないと流水が硬化を促し、挿入前に硬化してしまう可能性があるので注意が必要である。

　標準混水比よりも硬めの印象材の表面なので、表面が凸凹のまま挿入すると気泡を巻き込んでしまうため、水を表面に介在させることで水が界面活性剤的効果を得て、残存歯や粘膜面に対して気泡を入りにくくさせる効果がある。流水下で印象面を整えることで表面のフローを向上させ、光沢のあるツルっとした印象面になる（7）。

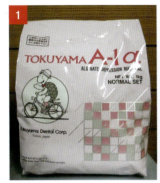
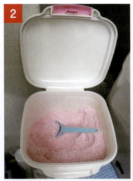
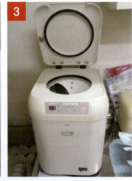
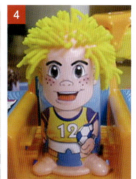
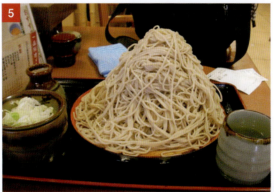
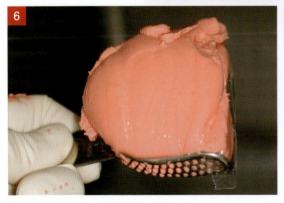
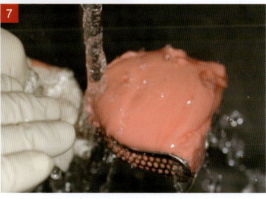

大きく印象を採って、大きすぎないサイズの義歯作りをする

　筆者は、基本的にアルジネートにて印象を行う。トレーは既製の HUMAN TRAY（**8**）を使用する。詳細は後述の「上・下顎概形印象採得の手順」を参照されたい。

　ここでは、少しでも患者の苦しみを少なくするため、トレーの後縁にセロハンテープを貼り、印象材が喉に流れることを塞ぎ止める配慮の大切さを紹介する。

①セロハンテープを使った印象トレー

　印象材が口蓋後方へ流れてしまう経験をされた先生も多いと思う。そんなとき、乾燥したトレー後縁にセロハンテープを**9**のように貼ると、印象材の遠心への流れを止め、患者の苦しみを軽減することができる。とくに高齢者の総義歯の印象においては、この方法が役立つ。

②方法

　濡れていないトレーの後方部にセロハンテープを貼る。貼り方は、トレーの深さ2/3をトレー背面より塞ぎ止めるようにする。

③メリット

　モデリングコンパウンドあるいはユーティリティワックスなどを用いると、清掃がかなり面倒なので、セロハンテープはその点からもとても簡単である。

　このように、「アルジネートを硬練り、山盛り、水かけ、HUMAN TRAY」で概形印象を採り、時には、ファーストインプレッションでファイナルまで進むこともある。ここが賛否が大きく別れるところであるが、筆者は "First impression is Final." の臨床をしていることが多い。

■HUMAN TRAY（**8**）

　トレーの変形は印象を狂わせる大きな原因の一つである。印象採得時に、変形やたわみのおそれのある網トレーやプラスチックトレーの使用は、控えたほうがよいと考えている。

　HUMAN TRAY はボックスフォームタイプのトレーで、辺縁部の内面に補強ワイヤーがあるため、印象材の流れが一度内面方向に進んで一種のダム効果が期待でき、不適切な流れを防いでボリュームのある印象を再現できる。頑丈なトレーなので、長期間使用できて経済的である。

上・下顎概形印象採得の手順

①硬練り・山盛り・水かけをした後、口腔内にアルジネート印象材を挿入する

　上顎はハミュラーノッチ付近にトレー後縁を挿入し、後方限界を決める。その後、トレーを前歯部に倒すようにしながら印象材を前歯部の口腔前庭に導く。

　下顎は前歯部前庭に挿入し、舌を挙上してもらってトレーの中心と舌小帯付着位置を合わせ、レトロモラーパッドに倒しながら舌の力を抜いて下げてもらい、保持する。そのときのポジションは、上顎・下顎ともに患者水平位12時の方向、患者後方から行う。

②トレーの撤去

　トレーの柄の部分を持ち、歯軸や義歯の脱着方向と平行に撤去する。その際、エアーをトレー辺縁から注入して、陰圧を開放することも有効的である。

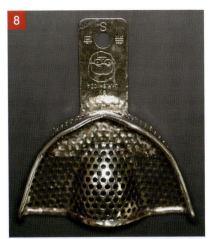

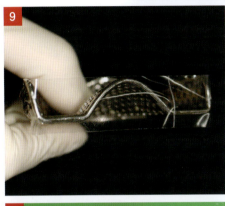
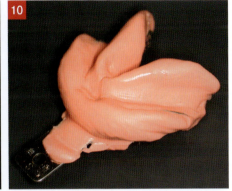

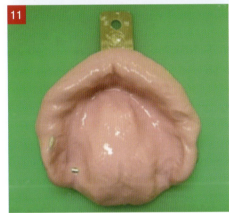
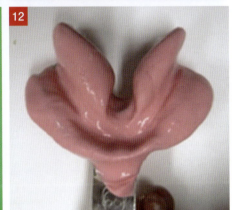

概形印象採得の確認

上顎（11）

- 左右対称である
- 上顎結節が抱え込まれている
- ハミュラーノッチが採られている
- 口蓋小窩が確認できる
- おやまの法則
- 折り返し地点まで採れている
- 軟らかいところで終わっている
- 丸みを帯びている

下顎（12）

- 左右対称である
- レトロモラーパッドが採得されている
- 臼歯へ向かうに従って床が広がっている
- 舌小帯がはっきり出ている
- 舌側床縁がまっすぐに立っている
- 頬側から舌側床縁が見える
- 舌側床縁が舌小帯から最後縁部まで、咬合平面に平行でなだらかな線を描いている

以上のことについて、すべて確認がとれたら、印象採得を終了する。　　　［土屋公義］

■ 私の考える"概形印象の重要性"

緩いという義歯は、筆者自身も悩みの種です。そんな私たちは、吸着という言葉がタイトルのなかにあると本を購入し、そして目を皿のようにして読みます。"落ちる"、"浮き上がる"という臨床から脱せればと願うからです。

本書のテーマも、多くの先生のお知恵を拝借し、義歯の泣きどころ（?）を改善する手法を示していただこうという趣旨で共著がスタートしたものと推察します。

他の執筆者の内容にもとても興味があります。というのは、たぶん筆者が書く方向性とかなり違うのではないかと思うところがあるからです。

多くの経験豊かな先生は、床外形を可及的に大きくし、シールすることによって吸着を求めることをよしとしています。

一方、筆者は大きいのはダメということではありませんが、大きすぎるのはよくないと思っています。この大きすぎるというのは、ある時点までは吸着が求められ、上顎義歯が脱落することなく下顎義歯が浮き上がらないものの、ある開口量になると落ちる、浮き上がるとなり、その原因は大きすぎる床外形にあると思うからです。このラインを読むことができれば、上記の"落ちる"、"浮き上がる"という不調を改善できるのではないでしょうか。

もちろん、このトラブルは単に床外形だけではなく、上下の咬合関係にその原因があることも多いわけです。本稿ではその問題については言及せず、おもに概形印象に絞って言及します。

"いい塩梅"の床外形のサイズを求める方法

昭和の末、ある高名な先生が「私には長くできなかった症例」というタイトルで、下顎舌側内斜線下部の外形について書かれていました。それは、本の最終章を締めくくるプレゼンテーションでした。

当時は床外形を大きくすることをよしとするのが歯科界全体の雰囲気でした。その考え方はいまでも続いているようです。しかし、この方向性を読み違

えて、どうも大きすぎる義歯を作ってしまうことも多いのではないかと思います。

大きくもなく、小さくもない中庸を得ることの大切さを知っていても、実際にそのサイズをどうやって求めたらよいのかなかなかわからないのです。

そこで筆者が考える"いい塩梅"のサイズを求める一つの手法を示そうと思います。

まず考え方としては、大きく採って大きく作らないようにします。小さく採って大きくしていくという方法や術式はたくさんありますが、なかなか難しく時間もかかり、実際的ではないと思われます。

筆者は、アルジネート印象材を硬練りし、しかもその量を多めに練和し、既製トレー（HUMAN TRAY）に盛り、整形して水をかけます。このようにすると、不足なく大きく採れる確率が高まります。

この水かけによって表面が滑沢に採れ、気泡が入ることも少なくなります。この手法では、印象精度に問題があると考える方も多いようですが、ある大学の理工の先生は、まったくといってよいほど問題がないということでした。

また、この硬練りは自由度のある口腔前庭部を押しのける効果があり、多くの場合、その効果が有効に働くと筆者は考えています。もちろん、この採れすぎ印象をそのまま再現すれば、大きすぎてよい予後は得られません。そして、この大きすぎる判断はいろいろあると思いますが、咬合床の時点で開口時に上顎義歯が落ちたり、下顎義歯が浮き上がった場合、過長と判断します。

さて、この過長による"落ちる"、"浮き上がる"について詳述したいと思います。

1. 落ちる

- 床が大きすぎる
- 床が小さすぎる

まずはこのどちらかが考えられます。真逆ですが、両方あります。大きすぎても、あるポイントまでは吸着があるものの、その限界を越えて大きく開口したときに落ちる場合があります。このような場合、

厳密には吸着が求められているとはいえません。もちろん、床外形が小さくて足りないこともあります。

2．浮き上がる

　これは前述したとおり、吸着がないので床を延長し、シールをしようと考える前に、大きすぎ、長すぎを疑うことから入るべきです。そして、どこが長いのかですが、その特定はなかなか難しいようです。

　筆者は、1つは「前歯部の口腔前庭」、もう1つは「顎舌骨筋側」が原因ではないかと思います。顎舌骨筋側を2ヵ所とすれば、3点となります。

　このチェック法は、まずは開口時に浮き上がるとします。いわゆる吸着がない床外形という考え方はとりあえず棚上げにして、「長いのではないか……」からスタートします。

　長い部位の特定は案外難しいのですが、筆者の場合、下唇を術者の指で外側へ拡げ、患者に開口してもらいます。その時点で義歯が挙上というか浮き上がらなければ過長と診断してよいと思います。

　もちろん、この場合の調整は少しずつ行うべきです。もし削りすぎる心配がある場合は、義歯の粘膜面の印象を採り、模型を作ってその模型で仮床を削るという手法も、慣れない時点ではよいと思います。このことについては後述します。次に、顎舌骨筋側にデンタルミラーのトップを挿入して手を離し、ミラーが浮き上がらない深さを読み、過長量を決定します。これも心配であれば、口腔前庭部のチェックと同様の手法で行うとよいでしょう。

　かなり臨床経験豊富な術者でも、1～2割のケースは読みきれないようです。長くしたら吸着でき、よくなったという話を金科玉条として捉えてしまうと、長すぎるがゆえにうまくいかないことを見失ってしまう場合があります。

　もちろん、多くの臨床家は、少し削ったらよくなったという経験を臨床で味わっています。浮き上がらない義歯を作るのは、単にシールだけではダメなのです。床の外形ばかりでなく、下顎前歯部の排列が前方位のために浮き上がることもあります。

　大きすぎる床外形の読みとしては、咬合床の大きさを読むことが大切で、これで大方は正解を得られるのではないでしょうか。しかしながら、やはりタイトに作られていない咬合床では完全に読めないことも多いです。

　時として、装着時にどうも長い、大きいと判断した場合、削ることになりますが、いきなり削るのは勇気がいります。そこで、前述したように、粘膜面の形を採り、模型を作って新義歯の床と同じサイズの咬合床を製作し、その咬合床の長いと思われる部位を少しずつ削ります。そうして落ちたりせず、浮き上がらない床外形を求め、それと同時にサイズの調整をするのがよいと思います。

　かなり遠回りではありますが、形を覚えるのにはよい手段です。歯科技工士の手を煩わせてしまいますが、一度試してはいかがでしょうか。

なぜアルジネートが有利なのか

　ここからは、勇気を出して概形印象を採るうえではアルジネートが他の印象材より有利であることを述べてみます。

　「アルジネートでよいではなく、アルジネートがよい !! 」

　筆者が歯科医師になりたてのころ、歯科理工学の影響を受けたせいか、シリコーンやラバー印象でなければその精度はあまり期待できないと洗脳（？）されていました。

　卒業後、しばらくは概形印象を採得後に各個トレーを作り、そして精密印象をしていた時期があります。しかしその後、九州の物理学の教授でもある歯科医師の先生から「でよい」のではなく「がよい」という話を拝聴しました。

　アルジネートが臨床上いろいろな点で有利であると教えていただきました。その理由はいろいろあろうかと思うのですが、安価であること、日常臨床で使い慣れていること、そして、その選択で最も大きなメリットとして、硬さを変えてもその精度にまったく問題がないことです。

　どのように形を採るかという点で有利なのは、硬さを自由に変えられて目的の硬さで大きく採得できることでした。その先生は大きく採って大きすぎないように作るという極意を教えてくださいました。そのこともあり、筆者は40年近くになるいまでも

アルジネート中心の臨床を行っています。

　小さい印象からスタートすると、その先適切なサイズにするには多くの時間と技術力が必要で、結果としてよい着地をすることができにくいばかりか、着地できないことも多くあります。

　また、大きく採るには、硬さを自由に変えられる印象材としてアルジネートが有効であることも実感しました。そのなかで、硬練りは大きく採得するために、なくてはならない印象の条件です。硬く練ることにより、その印象精度は期待できないと思われるかもしれませんが、前述の歯科理工学の教授がそれを完全否定されました。この硬さを自由に変えられるということが、アルジネートの最大のメリットともいわれました。

　さて、実際の臨床ではどうするか。硬練り、山盛り、水かけ、HUMAN TRAY でという方法をよしと考えております。手抜きと思われる先生方も多いかもしれませんが、決して手抜きではなく、合理的な手法で実践に則したものと思われます。

　水かけについても、その精度を疑問視される方も多いようですが、前述の教授も、問題はなく、気泡が入ることもないため、模型を作るには理想的と話されています。筆者には、多くの臨床家がどうしても印象に情熱を傾けすぎ、汗を流しすぎている感が否めません。

　もちろん、ここが着地点とは考えていません。先人が築き上げた印象法を踏襲して、よりよい印象をさらに求めるべきであり、この先についても機会があれば詳述したいと考えています。

　さて、筆者が行うアルジネートの硬練りの手法は、多くの先生に全面支持されるわけではないかもしれないのですが、簡便で効率的かという点においては、否定できないところではないでしょうか。その手法の選択も、臨床上必ずしも拒否すべきではないと評していただけるものと思っています。

　1グレード下の手法といわれても、時として難易度の高い手法で行うより、より臨床レベルを上げることに寄与できる場合もあると考えています。

　もちろん、この手法で大きく採得した印象をそのまま床外形としたら、患者には受け入れてもらえな

いのですが、臨床のなかでサイズダウンする眼力は比較的短時間で身につくもので、大きく採って大きすぎないように作るという手法が近道と考えています。

印象材アルジネートを問う

　術者が印象材や印象法を熟考するのは、ランドマークをすべて採得しなければならない命題があるからです。これらを簡便かつ確実に行うために、多くの先人が心血を注いで、いろいろな手法・術式を確立し、残してくれました。それらの恩恵に預かり、現在の補綴学という学問が成り立っているわけです。ありがたいことですが、時としてそれらの手法・術式ではどうしてもうまくいかないことを経験します。

　その原因は、理論的に誤っていることでは総じてなく、やはりテクニックというものがあるので、それなりに習熟しなければ活かせないことが多くあると思います。したがって、何度も繰り返しトライして、そのよさを手の内にする努力が必要だと思います。

　筆者は、多くの臨床家に理解いただけていないかもしれないアルジネート法で、この概形印象を採得しています。不足のない十分な印象を採得する手法としては、簡便で確実な方法ではないかと確信しているからです。

まとめとしての概形印象

　概形印象について書くにあたり、さて概形とはいかなる意味があるのかを調べてみました。すると、「おおむね、だいたいのところ、あらまし」と書かれておりました。つまり、概形とは、おおむねの形ということになるのだろうと思います。

　しかし、筆者は今日まで「大ざっぱ」といった意味で捉えておりましたが、本書の「概形印象」の意図は逆で、完全な印象という捉え方のようです。

　したがって、本稿の概形印象というお題で書くには、かなり深いところまで考えて配慮せずには書けないと心して臨みました。

　この概形の捉え方で、その目的というか、着地点は異なってしまうわけです。もし適切でなければ、

逆の結論ともなりかねないので、慎重にまとめたつもりです。

冒頭の前畑先生のお話では、この概形印象が一つの方向性をもたなければ、それぞれの先生の考えが一致することはないとされています。筆者も「概形印象」の目的などについて、一つの方向性をみることから始めるべきと考え、本項を書かせていただきました。

さて、日常臨床からひも解いてみましょう。とりあえずは採り足りないという不足の印象は、概形印象としては不適切です。たとえば、下顎左側の顎舌骨筋側はそこそこ採れているのだけど、右側はうまく採得されていない印象は、概形印象としては不適切であり、再印象が必要です。ところが、今度は右は注意して採ったのでうまくいったのだけど、左が……ということが繰り返されます。これは技術がいまひとつであることが原因であり、その改善には習熟するしかありません。

概形印象で何を採得すべきかと問えば、概形印象の目的は何か自ずと見えてきます。私たちは概形印象が完全でなければならないと思っていても、ジャッジをするのは私たち自身であるため、時には妥協しているところもあると反省させられることを経験するでしょう。

このことを自分に言い聞かせながら、臨床を進めることの大切さを今回書かせていただき、強く認識させられました。

よりよい義歯を作るには、情報が不足していては無理と知れば、厳しく完全な情報収集が必要であり、そのためには妥協のない努力が求められると痛感しました。

いわゆる、「大ざっぱ」という意味での概形印象なら難しくありませんが、それでは概形印象は成立しません。ここをきちんとクリアできないと、義歯づくりのスタートである概形印象で転んでいることになります。　　　　　　　　　　　　［塩田博文］

無歯顎概形印象の症例

概形印象（preliminary impression）とは、1回目の概略的な型取りのことである。口の中の概形

を模型に再現することで、口腔内の診査・診断・治療計画の立案に使うと定義されている。

よく歯科技工士から、概形印象をアルジネートで採得後、診査・診断をして精密印象のために各個トレーを製作、シリコーン印象をされる先生も多いと聞く。

しかし、精密印象したはずの印象がまったく採れていなくて、結局、最初に採った概形印象を作業用模型として製作していくケースが非常に多いことも事実なのである。

表題では、無歯顎概形印象の手技とはなっているが、筆者の師匠である塩田先生に教わったことは、われわれの臨床に概形印象という概念は存在しないということである。

いい方を変えれば、概形印象は口腔内の診査・診断・治療計画の立案に使うのだとすれば、なるべく正確に口腔内を再現しなければならないので、極めて最終印象に近い精度が必要になると考える。

基本的に「印象は一発採り」で、最初に採った印象が最終印象であり「First impression is Final.」という感じで臨床を行っている。1回の印象でFinal にするのはいかがなものかと思うが、大きく十分に印象することが大切であると教わった。

まずは、大きく十分に印象を採ることを心がけるのである。スタートが大きい印象だと効率的であることは、塩田先生が前述したとおりである。

それでは、どのように「印象」を採ったら「効率的」で「良質」にできるかを提示してみたいと思う。

印象採得の前に

現在、歯科医のほとんどが印象採得をする際、アルジネート印象の場合、まずは口腔内に印象用トレーを試適してサイズが合えば OK とし、印象材を練和してトレーに盛って、「せーの！　ヨイサ！」で印象採得をする。

そこが適正な印象採得をするための大きな間違いであり、適切な印象を採得できない原因だとは気づいていないのが現状である。

昔の先生方は、いまのように材料が整った状況でなかったにもかかわらず、適切な印象を採っていた。

なぜ、そのような適切な印象を採得できたのか？

答えは簡単で、印象採得前にひと手間かけていたことが大切であったのである。

ひと手間とは、印象採得前に患者の口腔内をよく観察し、形態を確認しながらよく触ることにより（口腔内マニピュレーション）、口腔内の筋肉の緊張がほぐれて筋肉を緩めることができ、上顎結節の外側や顎舌骨筋線下の採りにくい部分まで、きれいに採得することができるのである。

印象採得前にこのような準備をすることが、重要なのである。

概形印象を採得する際は、大雑把に採ろうと考えずに、口腔内の状態をよく触診して把握し、義歯の最終形態を想像しながら以上のような手順を踏んで、いかにきれいな概形印象を採るかを考えて行う。そうすれば、患者に何度も印象を採る負担を強いることも減り、さらに術者の腕も上がっていくと思う。

本稿から、どのように「印象」を採ったら「概形印象＝最終印象」になるかを理解することが、「効率的」で「良質」な診療であるかをわかってもらえたと思う。

これが筆者の考える「総義歯治療を成功させる概形印象」である。　　　　　　　　　　［土屋公義］

【参考文献】

1）塩田義塾：軟パラだより．30，2018．
2）塩田博文：歯科訪問（在宅）診療マニュアル〜義歯作りの心得〜．デンタルダイヤモンド，41（7）：175-176，2016．
3）塩田博文：いまさら誰にも聞けない義歯作りの Why ?．デンタルダイヤモンド社，東京，2002．
4）塩田博文：総義歯快伝 義歯作り解体新書．医学情報社，東京，1996．
5）塩田博文：月刊 塩田博文 〜総義歯作りの"いろはに方程式"〜．デンタルダイヤモンド社，東京，2008．
6）村岡秀明：総義歯吸着への7つのステップ．ヒョーロン，東京，2009．
7）村岡秀明：村岡です．デンタルダイヤモンド社，東京，2013．
8）村岡秀明（編著）：1枚の写真ではじまる12人の義歯臨床．デンタルダイヤモンド社，東京，2010．
9）加藤武彦：治療用義歯を応用した総義歯臨床．医歯薬出版，東京，2002．
10）堀 敏泰，山口 敦：塩田博文の総義歯臨床自習書．塩田博文（監），砂書房，東京，2004．

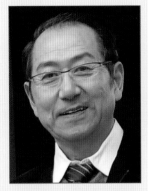

Jyunzo NAKAMURA
北海道・中村歯科医院

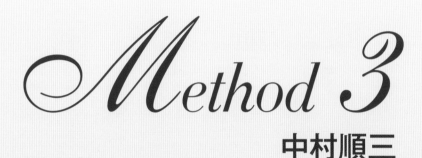

中村順三

モデリングコンパウンド単独で製作した個人トレーによる概形印象

総義歯治療の初めに、既製トレーで口腔内の印象を採るが、これはあくまでも前準備のための印象と考えている。印象後に石膏を注いでモデリングコンパウンド単独で個人トレーを製作して、この個人トレーで採る印象を概形印象としている。筆者が40年以上前から行っている本法はステップが1回増えるが、初心者でも安心して簡単にきれいに採れるので、ぜひ試していただきたい。

概形印象のチェックシート

中村順三

1．印象圧による印象分類

☐ 完全無圧印象 　☑ 最小圧印象 　☐ 加圧印象 　☐ 選択的加圧印象
☐ その他（ 　　　　　　　　　　　　　　　 ）

2．印象時の開閉口状態による印象分類

☐ 完全閉口印象 　☑ 閉口にかぎりなく近づけた印象 　☐ 開口印象
☐ その他（ 　　　　　　　　　　　　　　　 ）

3．印象時の機能運動

☐ あり 　☑ なし 　☐ その他（ 　　　　　　　　　　　　　　　 ）
＊トレー挿入後、舌をそっとトレーの上に置く

4．印象時の口唇および頬のマッサージ

☐ あり 　☑ なし 　☐ その他（ 　　　　　　　　　　　　　　 ）
＊トレー挿入後、固定している手指で、唇と頬粘膜を軽く圧接する

5．印象材の種類

■製品名（メーカー名）：アルフレックス ダストフリー ノーマルセット（ピンク）［モリタ］

6．練和法

☑ 手練和 　☐ 機械練和 　☐ 自動練和 　☐ その他（ 　　　　　　　　　　　　 ）
■機械練和器・自動練和器（メーカー名）：

7．印象時の水温

☐ 常温水 　☑ 水道水 　☑ 冷水 　☐ 氷水 　☐ 水は必要ない
☐ その他（ 　　　　　　　　　　　 ）
＊水道水を冷蔵庫で冷やして使用

8．印象材の混水比

☑ メーカー指定の混水比 　☑ 混水比を変える 　☐ 水は必要ない
☐ その他（ 　　　　　　　　　　　 ）
＊1次印象はメーカー指定、2次印象は混水比を変えて1次印象より流れをよくする

9．使用材料による印象分類

☐ 単一印象

☑ 連合印象（1回法）

  ☑ 同種（アルジネート印象材　　　　　　　　）　　☐ 異種（　　　　　　　　　　　　　）

☑ 連合印象（2回法）

  ☑ 同種（アルジネート印象材　　　　　　　　）　　☐ 異種（　　　　　　　　　　　　　）

  ☑ 1次印象後の印象材のトリミングあり　　☐ トリミングなし

☐ その他（　　　　　　　　　　　　　　　）

10．トレーの種類

☑ 有歯顎用既製トレー　　　☑ 無歯顎用既製トレー

☑ その他（モデリングコンパウンド〈中性／軟性〉［ジーシー］　　　　　　　　　　　　　　　　）

■トレーの製品名（メーカー名）：有歯顎用：網トレープレミアム（YDM）

                 無歯顎用：アキュトレー システム 1（Ivoclar Vivadent）

                         クロスマーカートレー（クロスフィールド）

11．トレーの調整

☑ あり　　☐ なし

■使用材料：ユーティリティワックス（ジーシー）

12．シリンジの使用有無

☑ あり　　☐ なし

■シリンジの製品名（メーカー名）：ディスポーザブルシリンジ（ジーシー）

13．トレーの挿入法

■上顎：後方から前方へ挿入する

■下顎：前方から後方へ挿入する

14．ポジション

■上顎：前方から入れ、後方へ回って固定する

■下顎：前方から入れ、前方で固定する

15．トレーの撤去法

辺縁からエアーを入れて撤去する

上下顎の概形印象

[上顎]

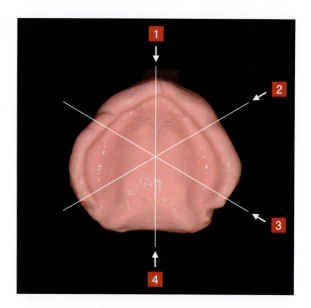

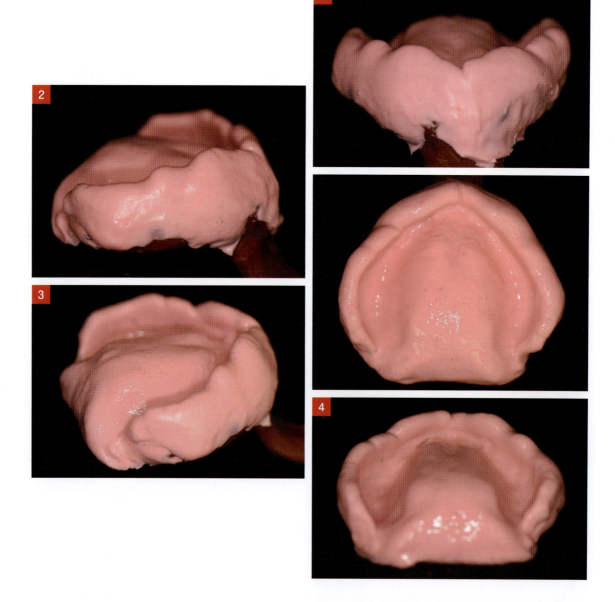

［下顎］

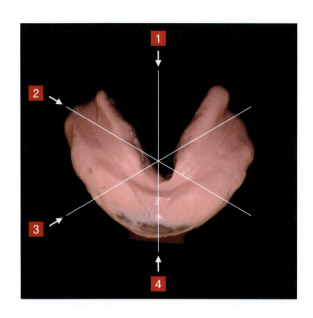
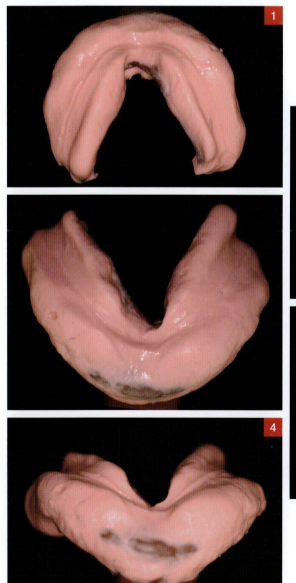
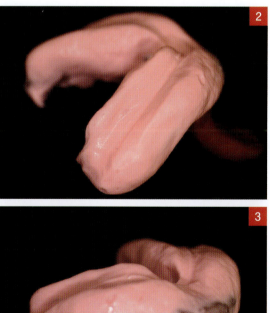

■ 概形印象採得の手順

概形印象採得の準備

■ 既製トレーでのスタディモデル採得のための概形印象

　最初は既製トレーで印象を採るが、これは、個人トレーを製作して２次印象を採るための前準備の印象である。無歯顎用にせよ、有歯顎用にせよ、既製トレーで正確な印象を採るのは難しい。既製トレーは、トレーの先端が後方のハミュラーノッチを結ぶところに届くようなものを選ぶ。無歯顎用トレーで採る場合は、ユーティリティワックス(ジーシー) をトレーの辺縁に巻くと、採りやすくなる。また、有歯顎用トレーで採る場合は無歯顎用トレーよりも広く、採りやすい。印象材はアルジネート印象材を用いる。一度で採れない場合は、一度目で採った印象面のアンダーカット部や粘膜可動部などをトリミングしてアルジネート印象材の流動性をさらによくして、その上に積層して印象を採る（1～5）。

■ 概形印象採得のための個人トレー製作

　既製トレーで印象採得後、石膏模型を作り（6）、個人トレーを製作するために義歯床外形線を引く。上顎では、上唇小帯、切歯乳頭、横口蓋ヒダ、口蓋小窩、ハミュラーノッチ、上顎歯槽結節（臼後結節）、下顎では、下唇小帯、舌小帯、レトロモラーパッド、顎舌骨筋線、外斜線、後顎舌骨筋窩を頭に描いて外形線を引く（7）。アンダーカットの強い部位、ならびに横口蓋ヒダ部には、あらかじめパラフィンワックスなどで緩衝しておく。個人トレーの場合の床外形線は、1～2㎜くらい短く描く（7）。

　個人トレーの製作は、オストロンⅡ（ジーシー）で作る方法と、モデリングコンパウンド（ジーシー）単独で作る方法の２通りで行っている。前者で作る方法は、オストロンⅡを個人トレーに、辺縁をモデリングコンパウンドの軟性と中性を半々に混ぜ合わせて辺縁形成を行い、アルジネート印象材で印象を採得する。一方、後者単独で作る方法は、モデリングコンパウンドで個人トレーを作って印象を採る。後者は、簡単で遜色のない印象が採れるので、日常多用している。その方法を以下に示す。

■ モデリングコンパウンド単独での個人トレー製作

　モデリングコンパウンドは中性を使用する。石膏模型を水に浸して水分を吸わせておいたところへ軟化したモデリングコンパウンドを置き、形態に合わせて手際よく個人トレーを製作する。薄すぎても厚すぎてもだめで、3～4㎜の厚さに仕上げる（8～10）。オストロンⅡの個人トレーと比べて短時間で製作でき、エンジンを使わずに形態修正ができる利点がある。また、オストロンⅡの個人トレーは、硬化する前に辺縁の形態を終えなければならないが、モデリングコンパウンドはいつでも修正が可能である。

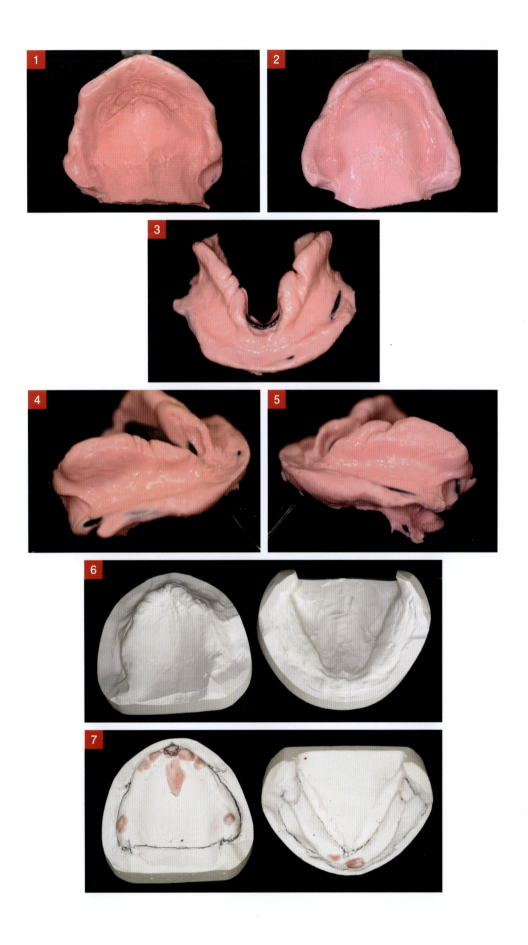

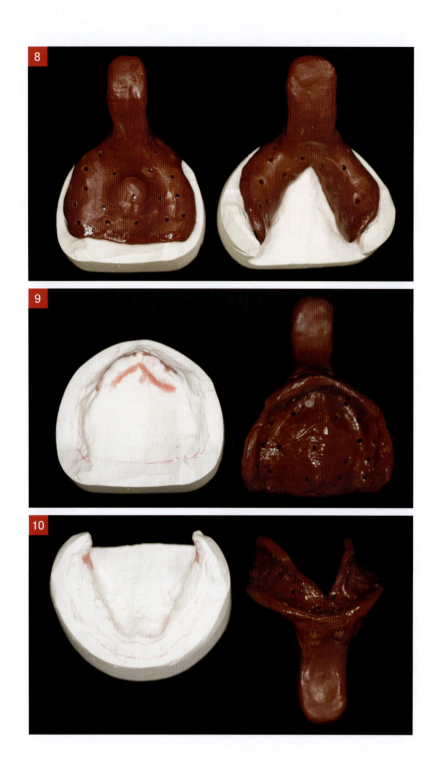

上顎概形印象採得の手順

　上顎歯槽結節、ハミュラーノッチ、口蓋小窩、切歯乳頭、上唇小帯、頰小帯、横口蓋ヒダといった解剖学的ランドマークを含むことは必須である。唇頰側、後方結節部にディスポーザブルシリンジ（ジーシー）を使用して印象を採る。
①モデリングコンパウンドで製作した個人トレーに接着材のテクニコールボンド（ジーシー）を塗り、アルジネート印象材を気泡を入れないように盛る。

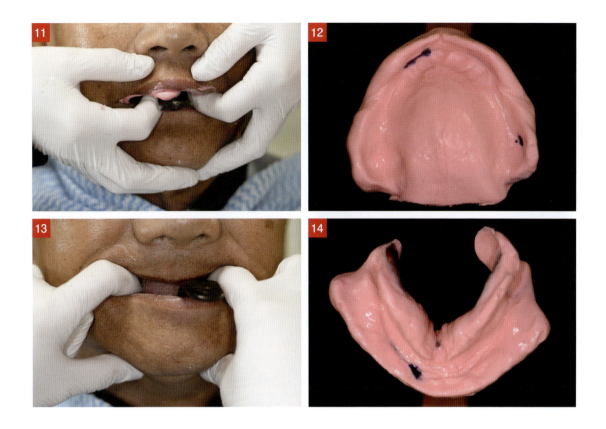

②口腔内にトレーを挿入する。その際は、後方から前方に向かうように挿入する。挿入したら、術者は後方に回り、11のように親指と人差し指で上顎を固定して、残りの中指、薬指、小指で下顎を軽く押さえて口を閉じてもらう。押さえながら左右の親指で、上口唇の辺縁付近から下口唇にかけて、皮膚上から軽く撫でるようにする。残りの3本の指は頬から下顎底にかけて、口腔内ではみ出した印象材が均一になるように、軽く圧接して硬化を待つ（12）。

この個人トレーの利点は、概形印象時にほどほどの厚みがあるので、筋圧形成をしなくても十分な辺縁の厚みの印象が得られることである。撤去時の変形もほとんどなく、撤去困難な場合でも、辺縁からエアーを入れて注意深く外すと何ら心配はない。いままで40数年の臨床で、変形した記憶がないほど正確に採れる。

下顎概形印象採得の手順

下唇小帯、舌小帯、頬小帯、舌下ヒダ部、頬棚（骨外斜線）、顎舌骨筋線、後顎舌骨筋窩（レトロモラーパッド舌側窩）、レトロモラーパッドを含むように採る。

レトロモラーパッドはできるだけ全域を含むように採る。印象を採る場合はディスポーザブルシリンジを使用し、とくに後顎舌骨筋窩に注入してトレーを挿入するが、前方から入れて、後方で固定するようにする。ポジションは前方から入れ、術者は前方で人差し指を咬合面に置き、親指を下顎底に置いて閉口させる。固定している掌（てのひら）は軽く頬を撫でるようにして、硬化を待つ（13、14）。

■ 私の考える"概形印象の重要性"

早いもので歯科大学を卒業して46年、大嫌いだった総義歯に取り組み始めて42年になる。総義歯の製作に当たっては、まず概形印象から始まる。概形印象（Plimary Impression, Preliminary Impression）とは、一般的には、既製トレーとアルジネートを用いて最終印象のための個人トレー製作の目的のために行う印象で、1次印象や予備印象と同意語である。私の総義歯臨床はすぐに新義歯を製作するのではなく、初診で来院した患者が現在使用している義歯を噛めるように改造してから、新義歯を製作している。

新義歯製作時は概形印象を行い、咬合採得、人工歯配列をして一度重合を行う。重合後は、その義歯を使用して最終印象を行い、再度、埋没、ワックスアップをしてから2度目の重合を行って完成義歯としている。2度も重合を行うので面倒なように感じるかもしれないが、そのほうが装着後の調整が少なく、はるかに予後が良好だからである。

野澤康二先生の「総義歯製作過程および解剖学的ランドマークについての歯科技工士調査」のなかに、Wax Denture による咬座印象が含まれている[1]が、私の場合は、このステップに入る前に一度重合をしてから最終印象を行い、再度重合して完成義歯としている。

概形印象を採る前に

総義歯を製作するためには概形印象を行うが、概形印象というのは前述のごとく、1次印象や予備印象ともいわれ、準備のための印象である。術者の頭のなかに総義歯上下顎の外形線の引いた形態がイメージできていないと、よい印象は採れない。そこで、概形印象を採る前に、よく噛めて見た目がよくて、患者が満足して使っている先輩歯科医師が製作した総義歯の形態を、十分に頭のなかに入れておくことがたいへん重要である。それも、平面的にはもちろんのこと、立体的にもイメージできるように覚えておくことが必要である。まずは、平面的に何度も紙に書いてしっかり形を記憶する。紙に書くためには、解剖学的ランドマークが頭に入っていないと書けない。できれば、名人といわれる先生方や先輩歯科医師の上下レプリカがあると、より具体的に理解できるであろう。

1．初診来院時の診査

総義歯の初診患者が来院したときは、現義歯を手に取ってよく観察しながら、主訴としている不満を聴いて、患者の言葉でカルテに記入していく。総義歯になった時期やその後の経過、現在の義歯は何個目なのか、また義歯に対しての関心度、日常の使い方などを、詳細に聴く。患者の年齢や健康状態、通院回数も考慮に入れて、今後の治療方法を考える。とくに、総義歯の患者は高齢者が多いので、一人で通院できない場合は付き添いの方のスケジュールも聞いておかなければならない。

2．口腔内の診査

現義歯を装着して、現症と主訴の確認を行う。まず閉口時では、正面から顔貌や側貌を観察し、上口唇部の張り具合やエステティック・ライン（E-ライン）を確かめる。そして、咬合高径は適正か否かを調べる。その際、坪根式バイトゲージを使い、測定値を必ず記入して適正咬合高径を推測する。測定部位は以下の3点としている。①瞳孔の中心から口角までの距離、②右耳の高径（高さ）、③左右瞳孔の中心間の距離により、適正咬合高径の予測が可能となる。この数値を以後念頭において、診療にあたる。

次いで、口を軽く左右に開いて、前歯部人工歯の位置や形態、頬側回廊（buccal corridor）の有無を診査する。頬側回廊は、口を左右に開いたときに左右の口角付近にできる暗闇で、人工歯が小さすぎると回廊が多くなり、大きすぎると回廊がなくなって、平面的な口中が歯だらけの様相を呈する。

開口時では、上顎義歯が落ちてこないか、下顎義歯の浮き上がりの程度、舌房が確保されているかを診査する。また、開閉口を繰り返して、側方へのズレの程度や噛み癖、咬合時の疼痛箇所を診査する。

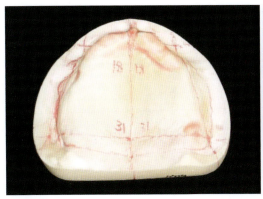 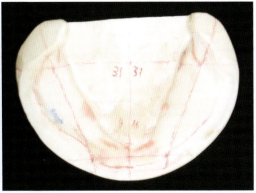

a：上顎　　　　　　　　　　　　　　　b：下顎
図❶a、b　個人トレーでの概形印象から製作した石膏模型に、床外形線を記入する

ほとんどの方は、左右どちらかへズレている。

現義歯を口腔外へ取り出して診査する。上顎義歯と下顎義歯を咬み合わせて、咬合関係が適正か、被蓋関係はどうか、人工歯の形態と位置関係はどうか、床後縁の長さが上顎後縁と下顎後縁が一致しているかを診査する。上顎、下顎それぞれの咬合面の摩耗や咬耗の程度、人工歯列の大きさと位置、床外形が適正か、辺縁封鎖の有無を診査する。咬合高径も上下咬み合わせて、計測しておく。

3．スタディモデル採得のための概形印象（石膏模型製作のための印象）

初診時、治療に入る前に必ずスタディモデルを採る。義歯を外した口腔内の状態を上顎と下顎、口腔外で外した義歯を上顎と下顎、計4つ採得する。当然、既製トレーとアルジネートで印象することになるが、一度で採れない場合は、アンダーカット部や粘膜可動部などをトリミングしてアルジネート印象材の流動性をよくし、積層して印象を採る。ここで採得して得られた石膏模型によって、次回来院時に実際に眺めながら懇切丁寧に説明ができるので、石膏模型はたいへん有効である。また、治療のたびにつねに石膏模型をチェアーサイドに置くと、変化の程度を比較できるので便利である。

現在使用中の義歯（現義歯）を改造してトレーニング

今後の治療方針や治療方法を説明して了解を得たら、いよいよ治療に入っていく。初診時は最小限の不満解消にとどめる。現在使用中の義歯（現義歯）を使用し、徐々に改造してトレーニングを行い、口腔周囲の改善を図っていく。義歯の人工歯配列や咬合高径、辺縁形態が変化した場合は、上下義歯の印象を既製トレーで採って石膏模型にすると、さらに改造度合いの変化がよくわかるため、患者の理解を得られやすくなり、その後の治療がスムーズに進む。

治療義歯は、新義歯を製作して改造する場合もあるが、ほとんどのケースは現義歯を直接改造するほうが簡単である。通常、1～3ヵ月でトレーニングを終了させる。来院のたびに、どのように変化・改善されているか、初診時の石膏模型と、変化するごとに採った石膏模型を比較しながら説明すると、患者の納得を得られやすい。

治療義歯としてのトレーニングが終了したら、新義歯製作に着手する。トレーニング後は、初診時に比べて口腔内が広がり、印象が採りやすくなっている。

床外形線の記入

1．上顎の床外形線（図1a）

個人トレーとアルジネート印象材で印象採得後、石膏を注いで作業模型を作り、床外形線を記入する。

上顎小帯、頬小帯を約1mmにわたり、記入を避ける。上唇小帯は線維性結合組織のヒダで、この部分の運動はおもに上下的であるので、幅は狭く細長くなる。頬小帯は1本あるいは数本のヒダからなり、通常は第1小臼歯に位置している。頬小帯の動きは上下方向のみならず、口をすぼめたり笑ったりする

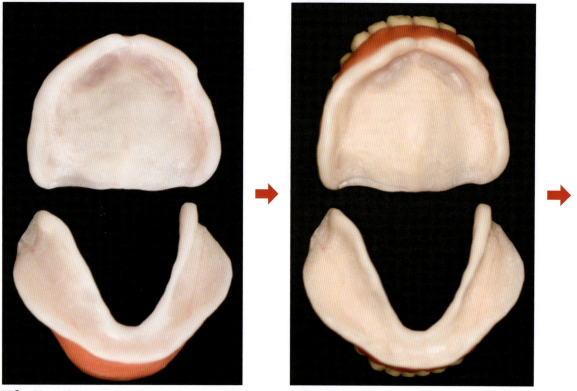

図❷　図1の模型から咬合床を製作する

図❸　重合前のワックスデンチャー

と水平方向にも動くので、幅をもたせて広く避けるように記入する。そのため、頰小帯の幅は上唇小帯の上下方向に対して幅が前後に広くなる。

2. 下顎の床外形線（図1b）

下唇小帯、舌小帯、頰小帯を約1mmにわたり、記入を避ける。下唇小帯の動きは上下方向であるため、幅は狭くなるが、上唇小帯と比べると、長さは短く幅は広くなる。舌小帯は線維性の束で、オトガイ舌筋の中央部を覆っている。舌側の辺縁封鎖を確保するための重要な場所である。記入を広く避けすぎると封鎖がなくなり、義歯は緩くなる。

頰棚部（骨外斜線）は、下顎義歯の一次支持域で、最も咬合圧に耐えられる場所である。

幅は通常4〜6mm、細い下顎では2〜3mmで、外斜線を目安にして外斜線上で止める。

唇側および頰側は、歯肉頰移行部に設定する。後縁部はレトロモラーパッドを被覆して、舌側では顎舌骨筋線を目安とする。作業模型上に顎舌骨筋線を印記しておくと、舌側の床外形線が記入しやすくなる。顎舌骨筋線窩部は、通常顎舌骨筋線下4〜6mmである。

リリーフ（緩衝）は、義歯床に加えられる咬合圧を部分的に緩和するために、外形線記入時に行う。装着後の疼痛や義歯の維持不安定、破折などを防止する役目を担う。リリーフの必要な部位は、通常、切歯乳頭部、口蓋隆起部、下顎隆起部、その他著しい骨隆起部、骨の鋭縁部、浮動歯肉部などである。

ブロックアウトは、義歯着脱方向に対するアンダーカット部や小帯部のかけやすい部位に行う。これは、義歯製作中に模型を破損しないようにするために、パラフィンワックスを埋めて、模型面を保護する。

以下、最終印象までの流れを図2〜5に示す。

■

総義歯治療の対象者は、ほとんどが高齢者である。70歳のことは70歳になって初めてわかるもので、高齢者の治療は高齢歯科医師が一番よくわかる。若いときにわからなかった高齢者の気持ちが、ようやく理解できるようになった。

歯科臨床における「臨床」という意味について、

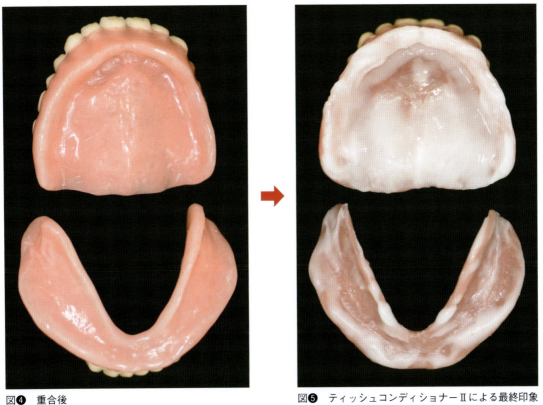

図❹ 重合後

図❺ ティッシュコンディショナーⅡによる最終印象2回目

　心理学者の河合隼雄氏は、次のように言っている。
　「『臨床』は『床に臨む』と書く。そして『床』は死の床を意味している。つまり臨床とは、死に逝く人の傍らに臨み、その魂のお世話をすることだ」
　私たちが何気なく使っている「臨床」という意味は、「病床に臨んで診療すること、患者に接して診察・治療を行うこと」となる。それゆえ患者の話をまずよく聴くこと、命懸けで話を聴くことが最も重要である。毎日の「臨床」、心して臨みたいものである。

【参考文献】

1) 野澤康二：総義歯製作工程および解剖学的ランドマークについての歯科技工士調査．日本顎咬合学会誌 咬み合わせの科学，33(1-2)：23-30，2013．
2) 田中久敏，加藤武彦，山本為之，中村順三：印象採得でなにを採るのか．歯界展望，73(5)：1034-1083，1989．
3) 中村順三：無調整義歯から診査・診断を振り返る．補綴臨床，23(4)：421-434，1990．

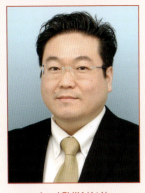
Jun ICHIKAWA
東京都・
ジュンデンタルクリニック

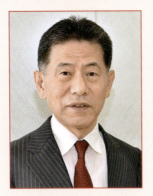
Kozo FUKAMIZU
東京都・銀座深水歯科

Method 4
市川 淳・深水皓三

アルジネート印象材による無圧的解剖学的印象採得

無圧的解剖学的印象採得は、総義歯治療の最初の工程である概形印象に位置するものであるが、この後に製作される治療用義歯の最終印象でもあるため、非常に重要である。この印象採得法では、アルジネートをシリンジ用とトレー用に、状況および環境に応じてそれぞれ異なる混水比で練和したものを使用する。最初にシリンジを用いて口腔前庭に注入し、その後、トレーを挿入・設置する。設置後、トレーが浮かないように指を添えるのみで、可及的に圧を抜くことがポイントとなる。口腔粘膜を可能なかぎり変形させないこの手法で採得された印象では、義歯の維持で最も重要な基礎維持力を獲得できる。

概形印象のチェックシート

市川 淳　深水皓三

1．印象圧による印象分類

☑ 完全無圧印象　　☑ 最小圧印象　　☐ 加圧印象　　☐ 選択的加圧印象

☐ その他（　　　　　　　　　　　　　　　）

＊完全無圧印象が望ましいが、最小圧での採得を行う

2．印象時の開閉口状態による印象分類

☐ 完全閉口印象　　☑ 閉口にかぎりなく近づけた印象　　☐ 開口印象

☐ その他（　　　　　　　　　　　　　　　）

＊原則閉口だが、術者がトレーを押さえる指が入るため、その分、口唇は開いた状態となる

3．印象時の機能運動

☐ あり　　☑ なし　　☐ その他（　　　　　　　　　　　　　　　）

＊印象時に頬粘膜や舌の運動は行わない
　　トレー挿入時に舌挙上し、トレーの上前方に軽く置くようにする

4．印象時の口唇および頬のマッサージ

☐ あり　　☑ なし　　☐ その他（　　　　　　　　　　　　　　　）

＊マッサージなどは行わず、そのまま硬化を待つ
　　余剰な印象材を排除するため、頬を軽く圧迫する

5．印象材の種類

■製品名（メーカー名）：アローマファイン ミキサータイプ（ジーシー）

6．練和法

☐ 手練和　　☑ 機械練和　　☐ 自動練和　　☐ その他（　　　　　　　　　　　　）

■機械練和器・自動練和器（メーカー名）：スーパーらくねる Fine（ジーシー）

7．印象時の水温

☐ 常温水　　☐ 水道水　　☑ 冷水　　☐ 氷水　　☐ 水は必要ない

☐ その他（　　　　　　　　　　　　　　　）

＊4〜10℃。通年をとおして、一定の水温になるように冷蔵庫で温度管理しておく

8．印象材の混水比

☑ メーカー指定の混水比　　☑ 混水比を変える　　☐ 水は必要ない

☐ その他（　　　　　　　　　　　　　　　）

＊トレー：メーカー指定混水比もしくは水10％増し
　　シリンジ：水10〜20％増し
　　患者の口腔内の状況および環境に応じて調整する

9．使用材料による印象分類

☐ 単一印象

☑ 連合印象（1回法）

   ☑ 同種（アルジネート印象材　　　　　　　　）　　☐ 異種（　　　　　　　　　　　　　　　）

☐ 連合印象（2回法）

   ☐ 同種（　　　　　　　　　　　　　）　　☐ 異種（　　　　　　　　　　　　　　　）

   ☐ 1次印象後の印象材のトリミングあり　　☐ トリミングなし

☐ その他（　　　　　　　　　　　　　）

＊トレーとシリンジで混水比を変えて連合印象

10．トレーの種類

☐ 有歯顎用既製トレー　　☑ 無歯顎用既製トレー　　☐ その他（　　　　　　　　　　　）

■トレーの製品名（メーカー名）：アミトレー（林歯科商店）

                            CDG 無歯顎トレイ（フロンティアデンタル）

                            その他、患者の顎堤の形に可能なかぎり合ったものを使用する

11．トレーの調整

☑ あり　　☐ なし

■使用材料：ソフトプレートワックス（ジーシー）

12．シリンジの使用有無

☑ あり　　☐ なし

■シリンジの製品名（メーカー名）：カテーテル用シリンジ 30mL（ニプロ）

13．トレーの挿入法

■上顎：印象材を盛ったトレーを口腔内後方から前方へゆっくりと振動させながら挿入する

■下顎：印象材を盛ったトレーを口腔内へ挿入し、舌を少し挙げてもらいながら均等に下げていく

14．ポジション

■上顎：患者座位12時方向の患者後方から行う

■下顎：患者座位6時方向の患者前方から行う

＊シリンジによる印象材の塡入時およびトレー挿入時は背板を約30°倒して行い、トレー挿入後、ただちに起こしてやや下を向かせる（アルジネートの咽頭への流入を防ぐため）

15．トレーの撤去法

印象がトレー撤去時に変形しないように、口唇や舌に付いた印象材を剥がしたうえで小帯・辺縁にエアーを入れ、上顎は自然落下、下顎は自然浮き上がりを確認して、静かに撤去する

上下顎の概形印象

[上顎]

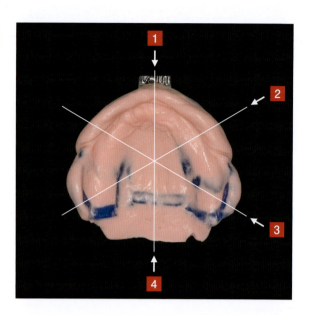
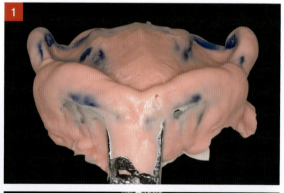
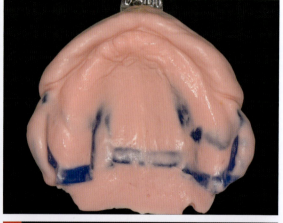
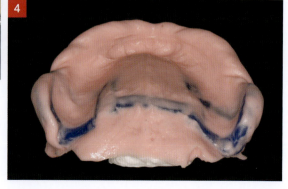
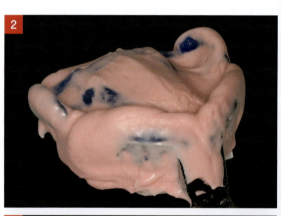
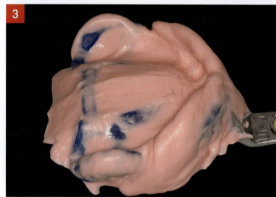

[下顎]

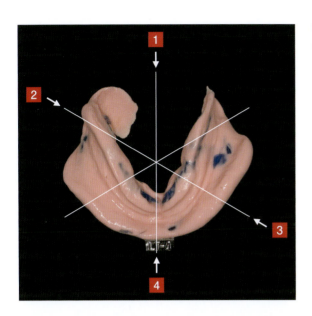

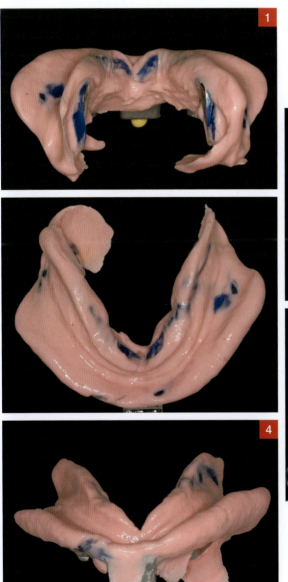

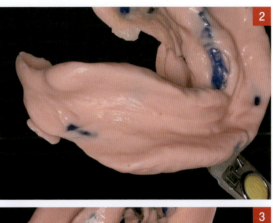

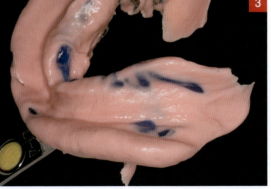

概形印象採得の手順

概形印象採得の準備

①解剖学的ランドマークを観察・確認する（各小帯、切歯乳頭、歯槽頂、上顎結節、正中口蓋縫合、翼突下顎ヒダ、口蓋垂、レトロモラーパッド、顎舌骨筋線、口腔底粘膜、フラビーガムなどの状態）。

②印象用トレーの選択。印象体の変形を少なくするために、トレー自体が硬く、また、加圧しないように穴が多く空いているものを選択する。

③既製トレーに対して印象材の厚みを一定にするために、ソフトプレートワックス（ジーシー）でストッパーおよび辺縁形態の調整を行う。トレーの穴を可能なかぎり埋めないようにして、加圧を防ぐように気をつける。正中部から各小帯方向へアルジネート印象材を流し、小帯部より減圧できるように遁路をつける。後縁にもストッパーをつけ、流動性の増している印象材の誤飲を防ぐ（1～6）。

④トレーを口腔内の定位置に設置できるように、術者は患者に指導を行いながら練習する（7、8）。

⑤シリンジとトレーへのアルジネート印象材の混水比を決め、練和を開始する。まずはシリンジに用いる印象材を練和し、機械練和器にセットした後、すぐにトレーへの印象材練和を開始する。シリンジへの機械練和が終わったら、取り出しと同時にトレーに用いる印象材を機械練和器にセットして練和を開始する。印象材をシリンジへ塡入し（9）、その後トレーに用いる印象材の練和が終わったら、印象材をトレーへ盛る（10）。

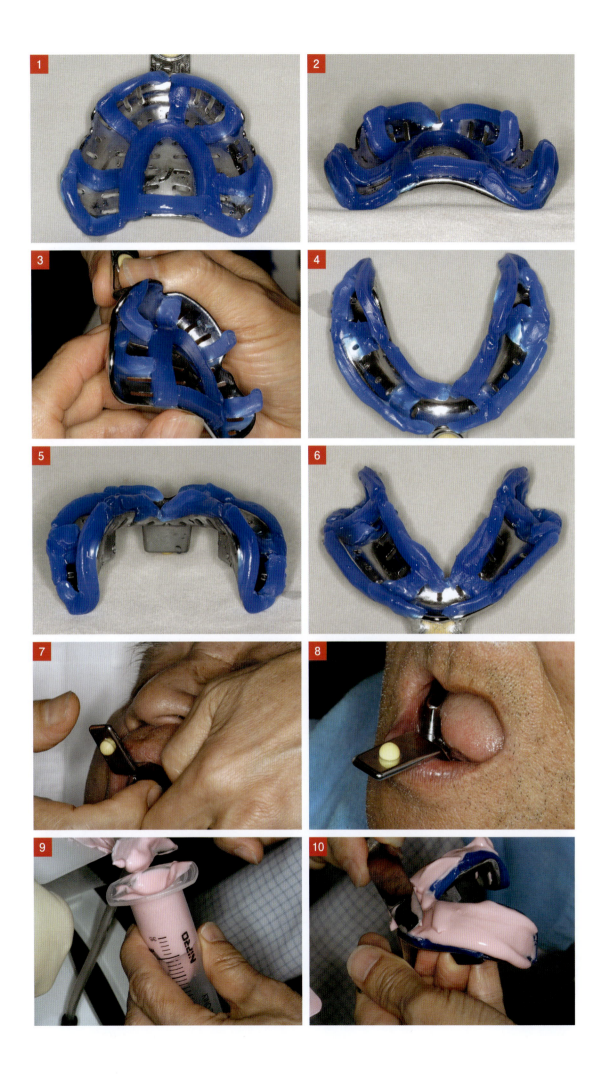

上顎概形印象採得の手順

①上顎：シリンジを用い、ミラーで頬粘膜を圧排し、翼突下顎ヒダ部から前方に向かって口腔前庭部に印象材を注入していき、反対側も同様に注入する。

②上顎トレーを後方から前方にゆっくりと挿入し、上唇を持ち上げながらトレーの設定位置に設置できたのを確認した後、上唇を戻す。術者は患者の真後ろに立ち、トレーの正中が正しい位置にあるかを確認し、左右同じ指でトレーを支える（11）。支える位置も、上唇にテンションをかけないようにしながら、左右対称の位置に指を置く。ここで大切なことは、粘膜を加圧しないように押し支えるのではなく、トレーが落ちるのを防ぐだけで、圧を可能なかぎり抜き、初期硬化後は指を離したり支えたりをしながら硬化を待つ。

　口腔内設置後3分で完全に硬化したら、トレーを外すのではなく、上唇小帯部よりエアーを注入して印象を自然落下させてから口腔内から取り出し、無圧的印象となる。

下顎概形印象採得の手順

①下顎：シリンジを用い、左側の舌側後方の後顎舌骨筋窩から前方の舌小帯部へ、次に右側舌側後方から前方へ、その後左右レトロモラーパッドから頬側前庭部に印象材を注入する（12）。

②下顎トレーを左側から挿入する（13）。まず左側頬部に押しつけて回転させながら右側を口腔内に挿入し、トレーをゆっくりと沈ませて設定位置に設置する。トレーを沈ませるとき、患者にわずかに舌を挙げてもらい、設置したら舌をそのまま乗せるように指示をする。術者は下唇などの巻き込みがないかを確認し、頬小帯部から溢れ出した印象材を溜めないように、頬小帯相当部の頬を軽く圧迫して流出させる。そして、トレーを把持した状態で閉口させ、硬化を完了させる（14、15）。

　患者に開口してもらい、舌などに付いている印象材を丁寧に剝がし、上顎と同様に下唇小帯または頬小帯からエアーを注入して浮き上がりを確認した後、取り出す。撤去時、応力による印象材の変形が起こりやすいため、取り扱い方が非常に重要となる。

概形印象採得の確認

　印象体の確認を行う。この印象で、診査・研究用・作業用模型として使用するための解剖学的ランドマークが含まれているか、変形・偏位がなく、あるがままの無圧的な状態を採得できているか、デンチャースペースをイメージできるかなどを確認する。

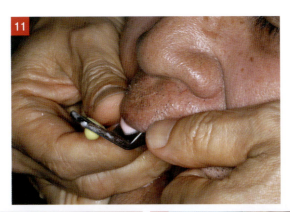
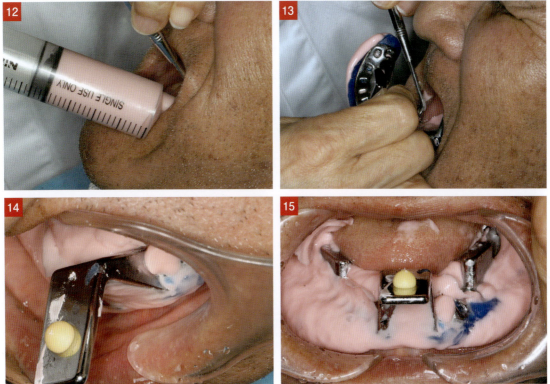

私の考える "概形印象の重要性"

本項における概形印象の定義

本項では、最初に採得する印象を一概に概形印象と呼ぶのではなく、治療用義歯を用いた総義歯治療法（図1）を前提とした印象採得法の1次印象採得を指すものとする。

この印象によって得られた模型は、診査用模型とも治療用義歯製作の作業用模型ともなるため、非常に重要な役割を果たす。そのため、一つ一つの準備、材料の扱いおよび操作の丁寧さ、精密さが要求される。しかしながら、初心者でも内容を理解してポイントを押さえれば、練習を重ねることで必要とされる印象を得られるようになる。

概形印象後に各個トレーによる印象採得を行う場合においても、初めの印象の出来によって精度が変わるため、概形印象は気を抜けない。

総義歯が機能するための要素として、維持・支持・筋平衡・咬合平衡が挙げられる。総義歯治療開始の印象において、総義歯が口腔内で安定するために必要な力は、維持力と支持力である。しかし、この両者は相反する力であるため、1回の印象採得において、各々の必要十分な力を獲得することは不可能である。よって、まずは義歯の維持力を獲得する印象を採得することが大事になる。必要な力を一つずつ確実に獲得していくことで、粘膜に対して無理のない理想的な治療を進められる。

維持力で最も核となるのは基礎維持力である。その力を得るためには、粘膜をありのままの形態で、変形することも変形させることもない無圧的印象採得を行う。加わった圧力が最小となるように減圧することにより、限りなく無圧に近づける。解剖学的ランドマークを確実に含み、その範囲すべてを無圧的に採得する。

快適に使用できる総義歯とするためには、患者の口腔感覚に違和感を生じず、唾液を介して総義歯粘膜面と粘膜が接着している状態を作り出すことが必要となる。口腔粘膜は、顎堤吸収の進行に従って咀嚼粘膜の割合が減少し、軟らかい可動性の被覆粘膜が増加する。そのため、フローの調整を術者側ででき、顎堤の吸収状態に合わせて混水比を決定できるアルジネート印象材を使用する。

無圧的印象採得法を行うことにより、被覆粘膜を加圧することが可及的に抑えられるため、粘膜の反発による離脱力を防ぎ、義歯の大きさを摑みやすくなる。また、術者と歯科技工士による設計線がほぼ同じ位置になる。

無圧的印象採得によって得られた模型を規格模型にし、咬合床を製作する。粘膜が加圧されていない基礎維持力を獲得した模型上で、辺縁を加圧しない適切な基礎床の長さで製作された咬合床は、咬合採得時に口腔内で安定し、高い精度のものが得られる。

総義歯における維持力

総義歯における維持は、静的維持と動的維持に分けられる。

静的維持は、本項の印象法では無圧的印象採得によって得ることになる。概形印象として無圧的印象採得を行う前に、個々の口腔内形態にできるかぎり近い既製トレーを選択し、ソフトプレートワックスによって安定したトレー設置をするための形態付与が大切になる。これにより、印象の良否に関する3つの因子、すなわち①義歯床の広さ、②口腔粘膜との適合性、③辺縁封鎖の精度を高い状態で得られる。

また、維持力が発現する要素としては、①基礎維持、②真空力維持、③内側弁維持、④外側弁維持、⑤機械的維持（解剖学的形態維持）、⑥舌・口唇・頬筋の力による機能的維持が挙げられる（図2）。個々の症例の難易度によって獲得すべき維持力の強度は変わっていくが、これらの要素を正確に理解して採得する必要がある。

一方、動的印象は機能的維持を獲得するものであり、次の工程である治療用義歯で時間をかけて採得する。

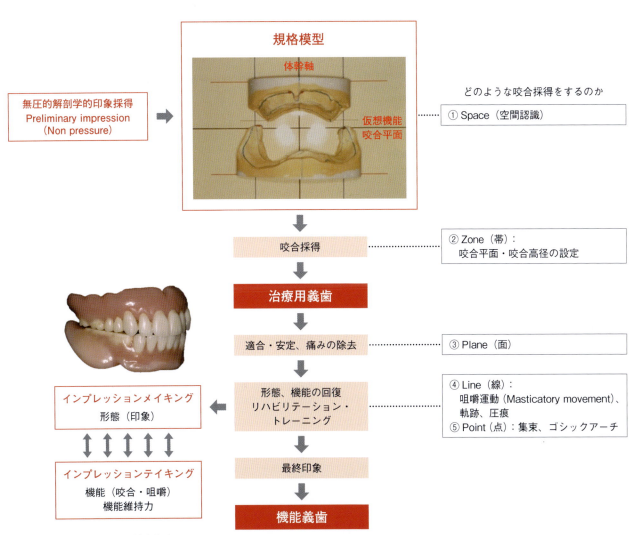

図❶　治療用義歯による総義歯治療

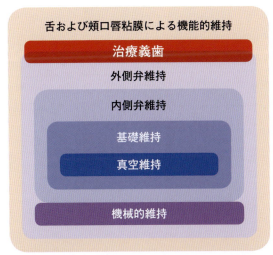

図❷　総義歯における義歯床に発現し得る維持の種類（参考文献1）より引用）

印象前の口腔内診査

■粘膜の被圧変位量、顎堤状態の診査

印象を採る前には、患者の主訴や病気の既往歴、職業、歯の喪失歴、習慣的な咀嚼側、食べものの嗜好、現義歯の状態などを、問診や触診によって診査する。

上唇を軽く持ち上げ、切歯乳頭の見え方や上下唇の厚み、緊張度、伸縮性、収縮力を確認する。頬部も同様に、厚みや緊張度、伸縮性、収縮力などを確認する。顎堤部においては、左右対称性や骨吸収度（垂直的・水平的）、口腔前庭部の小帯の付着位置や長さおよび緊張度、咀嚼粘膜・被覆粘膜の状態、フラビーガムの位置、範囲、量、レトロモラーパッドの状態などを、手指を使って正確に診査を行う。これらの診査で得られた情報を採り込めるように、ソフトプレートワックスを付与して調整し、トレーを作り上げていく。

アルジネート印象材の特徴

床下粘膜をあるがままの型で採得するには、流動

性や可塑性を有する印象材が適している。

　流動性のある印象材としては、石膏やインプレッションペースト（酸化亜鉛ユージーノール系）があり、ゾルの状態で1分30秒間維持できるのはアルジネート印象材のみである。ゾルの状態では弾性がまったく現れないので、術者のタイミングで口腔内に挿入して、操作可能な時間をとることができる。その後、初期ゲル化が起こると急速に進み、練和開始から2分で初期硬化、4分で完全硬化する。すなわち、本項の無圧的印象採得法では、ゾル状態で口腔内の所定の場所にトレーを位置づけしたら、すぐに粘膜にかかる圧を抜き、トレーが動かない状態を維持できる力のみで支える。そして、初期硬化に達した時点でほぼトレーから指を離し、完全硬化まで様子をみる。

　また、アルジネート印象材は混水比を10〜20%増加させても弾性変形は大きくなく、水温を低下させると初期硬化時間は延長するが、最終的な弾性変形は大きくないとされている。このことを利用して、混水比を材料の弾性変形の規格内で増加させ、さらに水温を低下させることで、よりフローのよいゾル状態で粘膜を加圧することなく、無圧的にあるがままの粘膜の状態を採得できる。

アルジネート印象材による無圧的印象採得を成功させるために

①粉と水の量は正確に計量する。
②水は冷蔵庫で温度管理されたものを使用する（4〜10℃）。
③機械練和を行う。
④シリンジを使用し、混水比を増加したフローのよいアルジネートを口腔前庭部や舌下部などに事前に注入してからトレーを挿入する。
⑤十分な硬化時間をとる（初期硬化から2分、口腔内挿入設置から3分）。
⑥撤去時は、変形の原因となる力が印象材にできるだけ加わらないようにして取り出す。
⑦撤去後は、収縮や膨潤などの変形に注意をする。
⑧印象材は、石膏注入前に口腔内と同程度の温度まで加温し、石膏注入後は硬化まで湿箱に入れ、口腔内の温度を保って待つ。

　アルジネート印象材を用いた無圧的な印象採得法は、概形印象という位置づけでありながら、治療用義歯を製作するための精密印象ともいえる。つまり、アルジネート印象材のもつ特性を活かすことで、精密印象も可能である。

　しかし、この段階では形態を採得するのみで、機能的な印象は治療用義歯で機能運動をさせることで採得していく。治療用義歯を用いた総義歯治療の流れを理解し、また、無圧的な印象採得では何を得られるのかを理解することで、患者にとってよりよい総義歯を提供できるようになる。

　総義歯治療の最初の工程は印象採得である。この印象の出来不出来が、最終的な義歯のよし悪しに大きくかかわってくるのはあきらかである。臨床において使用しやすいアルジネート印象材の特性を理解して利点を最大限に発揮し、患者が満足する総義歯を提供する治療のスタートを切ってほしい。

〔市川　淳〕

【参考文献】
1）堤 嵩詞，阿部伸一，岡田尚士：治療用義歯を用いた総義歯臨床．深水晧三（編），永末書店，京都，2014．

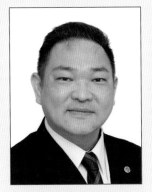
Tomohiro KATO
千葉県・
かとう歯科・矯正歯科

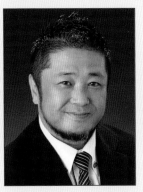
Katsutoshi MATSUMOTO
福島県・医療法人慈愛恵真会
あらかい歯科医院

Method 5
加藤友寛・松本勝利

無歯顎用トレーを用いた アルギン酸印象法

既製の無歯顎用トレーのみを用いたアルギン酸印象法では、症例によって不十分な場合がある。そこで、GDS（Global Dental System）では既製トレーに手を加え、幅広い症例に対応できるよう工夫している（本項ではAccuトレーを用いている）。上顎ではセミパテシリコーンやサーモレジン（熱可塑性樹脂）を用いてボーダーの先行印象を行うこと、そして下顎ではトレーを芯材として用いるようにして、印象採得を行うことがポイントである。

概形印象のチェックシート

加藤友寛　松本勝利

1．印象圧による印象分類

☐ 完全無圧印象　　☑ 最小圧印象　　☐ 加圧印象　　☐ 選択的加圧印象
☐ その他（　　　　　　　　　　　　　　　　　　　）

2．印象時の開閉口状態による印象分類

☐ 完全閉口印象　　☑ 閉口にかぎりなく近づけた印象　　☐ 開口印象
☐ その他（下顎頬側のみ開口印象　　　　　　　　）

3．印象時の機能運動

☑ あり　　☐ なし　　☐ その他（　　　　　　　　　　　　　）

4．印象時の口唇および頬のマッサージ

☑ あり　　☐ なし　　☐ その他（　　　　　　　　　　　　　）

5．印象材の種類

■製品名（メーカー名）：上顎　・ラボコーン パテ（ジーシー）　　・GDS サーモレジン（GDS）
　　　　　　　　　　　　・アルジエース Z（デンツプライシロナ）
　　　　　　　　　　　　・アルフレックスデンチャー（モリタ）
　　　　　　　　下顎　・アルフレックスデンチャー（モリタ）

6．練和法

☐ 手練和　　☐ 機械練和　　☑ 自動練和　　☐ その他（　　　　　　　　　　　　　　　）
■機械練和器・自動練和器（メーカー名）：スーパーらくねる（ジーシー）

7．印象時の水温

☐ 常温水　　☑ 水道水　　☐ 冷水　　☐ 氷水　　☐ 水は必要ない
☐ その他（　　　　　　　　　　　　　）

8．印象材の混水比

☑ メーカー指定の混水比　　☐ 混水比を変える　　☐ 水は必要ない
☐ その他（　　　　　　　　　　　　　）

9．使用材料による印象分類

☑ 単一印象

☐ 連合印象（1回法）

　☐ 同種（　　　　　　　　　　　　　）　　☐ 異種（　　　　　　　　　　　　　　　　　）

☐ 連合印象（2回法）

　☐ 同種（　　　　　　　　　　　　　）　　☐ 異種（　　　　　　　　　　　　　　　　　）

　☐ 1次印象後の印象材のトリミングあり　　☐ トリミングなし

☑ その他（上顎　　　　　　　　　　　　　　）

＊下顎は単一印象。上顎は最終印象も想定して行うために3回法
（口蓋：ラボコーン パテ → GDS サーモレジンにてボーダー採取 → アルジネート印象）

10．トレーの種類

☐ 有歯顎用既製トレー　　☑ 無歯顎用既製トレー　　☐ その他（　　　　　　　　　　）

■ トレーの製品名（メーカー名）：アキュトレー（Ivoclar Vivadent）

11．トレーの調整

☑ あり　　☐ なし

■ 使用材料：

＊上顎の口蓋水平板より過長部はカットする。トレーの柄の水平部のカット、上顎トレーの後縁過長のためカットする

12．シリンジの使用有無

☑ あり　　☐ なし

■ シリンジの製品名（メーカー名）：自作

13．トレーの挿入法

■ 上顎：後縁位置確認→前下方から→シーティング

■ 下顎：口腔内にアルジネートを流入後、アルジネートを築盛したトレーを浮くように挿入

14．ポジション

■ 上顎：患者ハイバック45°で患者後方から行う

■ 下顎：患者座位で患者前方から行う

15．トレーの撤去法

トレーの前方部の小帯部分よりエアーを挿入してトレー内面の陰圧を開放し、その後、トレー後方の封鎖を解くようにトレーを回転させながら、印象材およびトレーが永久変形しないように注意して撤去する

上下顎の概形印象

[上顎]

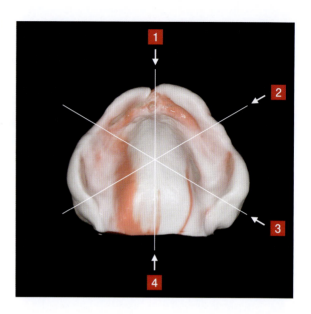

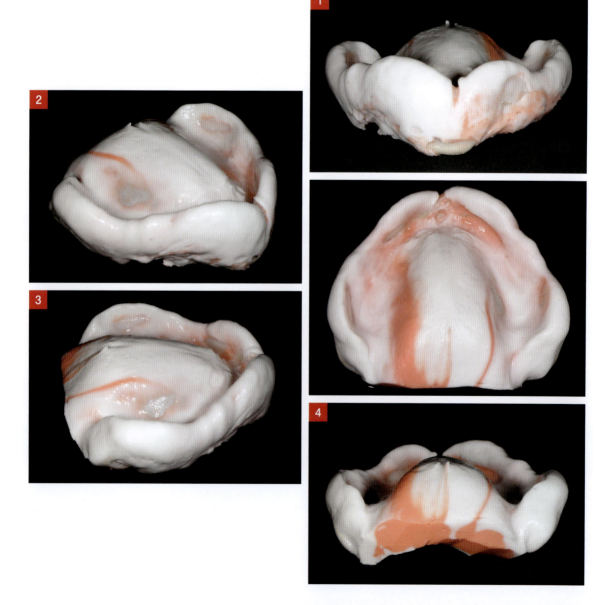

[上顎]

[下顎]

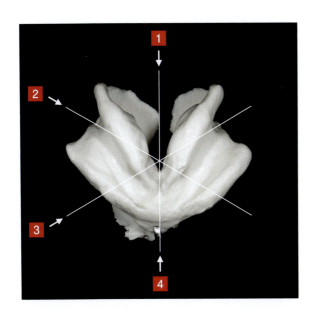
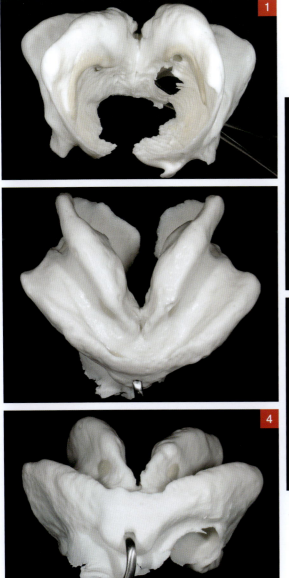
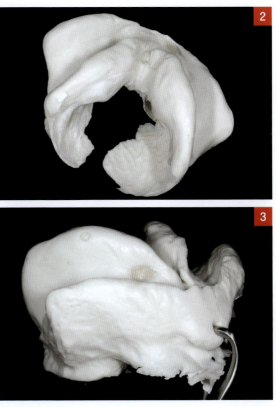

概形印象採得の手順

上顎概形印象採得の手順

■サーモレジン併用テクニック

①あらかじめ調整済み（トレーの柄の水平部分をカットして除去する）のアキュトレー（Ivoclar Vivadent）を試適する（1）。

②口蓋部を過度に圧迫しないようにラボコーン パテ（ジーシー）を用いて先行印象を行う。

　ここでの注意点として、ラボコーン パテを口腔内で圧接したときに、アキュトレーの辺縁がアンダーボーダーになっていることが挙げられる（少し浮いているくらいでちょうどよい：2）。

③GDS サーモレジン（GDS）を90℃以上の湯で透明になるまで軟化させ、3のようにトレー全周に盛りつける。口腔内で圧接し、ボーダーを成形する。

　サーモレジンを口腔内で冷却し、乳白色に変化したことを確認後、慎重に口腔外へ取り出して、氷水で白色になるまで冷やす（4）。

④テクニコールボンド（ジーシー）をトレー全面に塗布・乾燥後、口腔内の歯肉頬移行部と口蓋ヒダ部に定率の混水比で練ったアルフレックスデンチャー（モリタ）を注入し、トレー全体は定率の混水比で練ったアルジエース Z（デンツプライシロナ）を築盛し、口腔内に圧接する。このとき、しっかりとボーダーモールディングを行い、概形印象を採得する（5）。

下顎概形印象採得の手順

■フローティングインプレッションテクニック

　必ずアルフレックスデンチャーを使用する。

①あらかじめトレーの柄の水平部分をカットし、調整したアキュトレーを試適する（6）。

②定率の混水比で練ったアルフレックスデンチャーをシリンジで口腔内の舌側および唇頬側部の齦頬移行部に十分入れる（シリンジにて24g 使用：7）。

③定率の混水比で練ったアルフレックスデンチャーを24g、トレーの外周も含めて全体に盛りつける（8）。

④トレーを口腔内粘膜から浮かせた状態で挿入する。このとき、トレーを粘膜に押しつけずに、口腔内でフローティングさせるように、位置づけを行う。

⑤トレーは決して押しつけず、そっと指を吸ってもらう。これにより、印象材が適切なところまで成形され、概形印象を採得できる（9）。

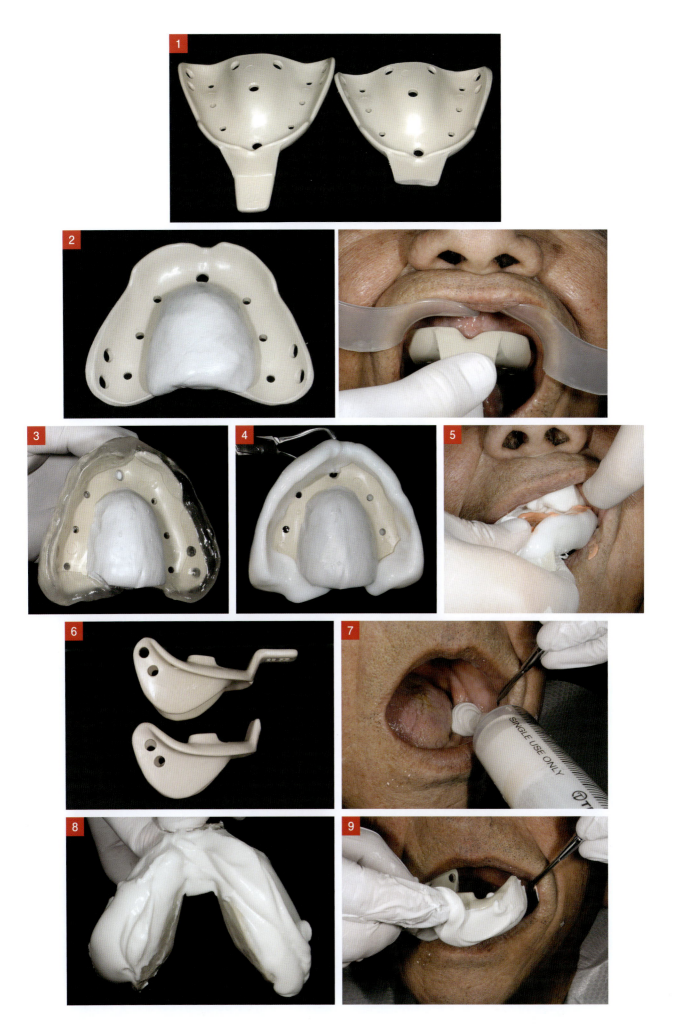

私の考える"概形印象の重要性"

　GDS（Global Dental System）では、精密印象時にGDSオリジナルオートマティカリートレーを製作する。このオリジナル個人トレーの製作において重要となるのが、床概形線とニュートラルゾーン分析用基準線である。概形印象は、これらを適切に把握するための重要な役割を果たす最初のステップだと捉えている。よって、個人トレー製作時の要点についても述べておきたい。

　個人トレー製作時の最大のポイントは、「義歯床縁にあたる個人トレーの辺縁部分の形態」である。適正な床縁の厚みを確保しなければならない部位（上顎：頬側・唇側の口腔前庭、下顎：パサモンティーの切痕部分）は、概形印象で適切な厚みをもって採得する必要がある。

　また、精密印象時に用いるGDSオートマティカリートレー辺縁は、縁端部において平らな面を有し、その幅に適切な厚みをもたせ、かつ最終義歯辺縁部よりも2～3mm程度短く（アンダーボーダー）し、空間をもたせて製作することが肝要である。

　精密印象時においても、口唇運動を妨げないことを目的として、個人トレーに水平の柄は付与しない。そして、印象採得時の筋運動時に、口唇および頬粘膜が内面に倒れ込みすぎないように、個人トレーの人工歯が存在するであろう位置に"蠟堤様のフレーム"を製作しておくことも重要である。

　概形印象によって製作された模型から、人工歯が

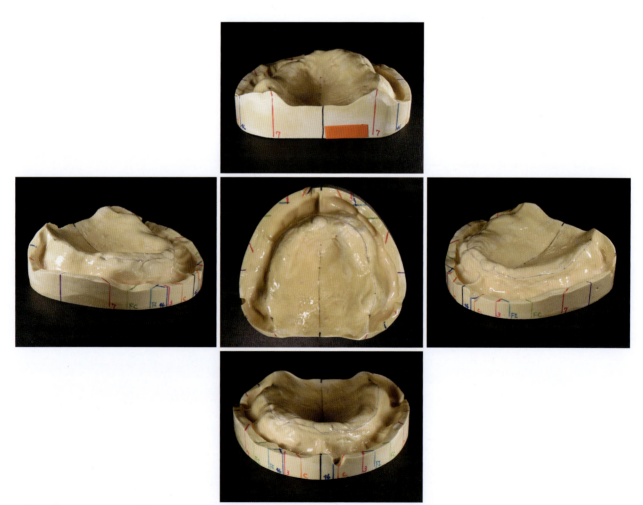

図❶　義歯外形線印記時に採得されなければならない上顎の解剖学的ランドマーク

配列される部位や精密印象採得時に筋運動を妨げない位置を決定するには、それらを判断するためのランドマークが含まれた概形印象の採得が必要不可欠である。

各個トレー製作時に必要な解剖学的ランドマークを確認する

1．義歯外形線印記時に採得されなければならない上顎の解剖学的ランドマーク（図1）

①ハミュラーノッチ（翼突上顎切痕）
②口蓋小窩
③上唇小帯
④頰小帯
⑤正中口蓋縫線
⑥切歯乳頭
⑦舌側歯肉縁残遺
⑧軟口蓋・硬口蓋境界部
⑨上顎結節

2．義歯外形線印記時に採得されなければならない下顎の解剖学的ランドマーク（図2）

①染谷のスジ
②下唇小帯
③頰小帯
④舌小帯
⑤オトガイ筋付着部
⑥レトロモラーパッド
⑦歯槽頂
⑧頰棚
⑨オトガイ棘
⑩顎舌骨筋線
⑪舌下ヒダ

3．上顎の個人トレー製作の基準ラインとなる目印（図3）

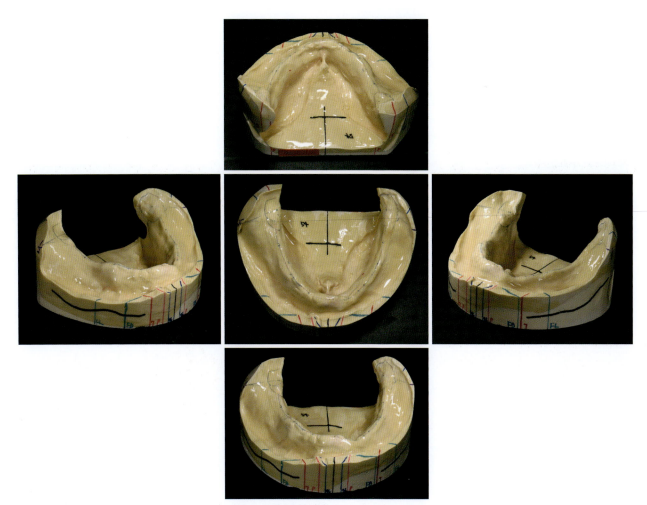

図❷　義歯外形線印記時に採得されなければならない下顎の解剖学的ランドマーク

4．下顎の個人トレー製作の基準ラインとなる目印（図4）

これらのランドマークを含んだ模型により、精度の高い個人トレーを製作できる。その精度を左右するのが概形印象である。

一般的に概形印象は軽視されがちだが、この最初のステップがこれから先の工程すべての道しるべになることを考えると、その重要さは計り知れない。

GDSでは、概形印象時から歯科技工士と共通のイメージをもって診療に取り組むようにしている。それだけこの最初のステップが重要であることを、再度強調しておきたい。

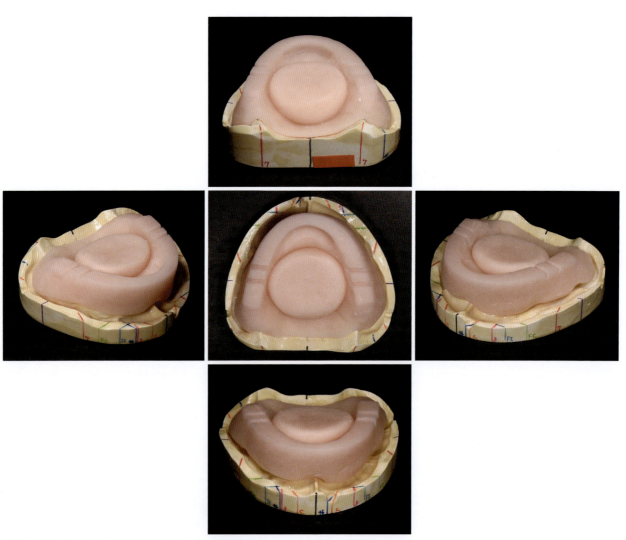

図❸ 上顎の個人トレー製作の基準ラインとなる目印 （㈱アルファ・丸岡俊夫氏 製作）

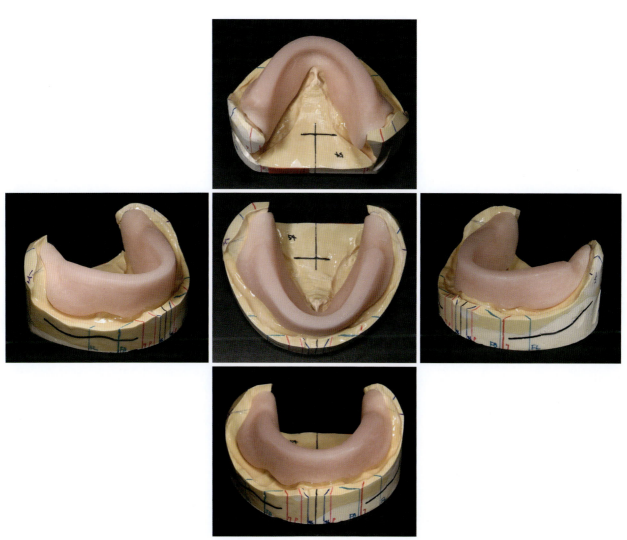

図❹　下顎の個人トレー製作の基準ラインとなる目印（㈱アルファ・丸岡俊夫氏 製作）

83

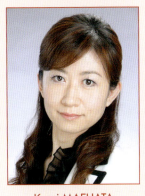
Kaori MAEHATA
神奈川県・
ナカエ歯科クリニック／
神奈川歯科大学大学院
全身管理医歯学講座

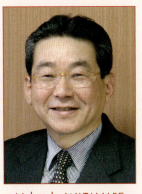
Nobutaka WATANABE
元神奈川歯科大学臨床教授

Method 6
前畑 香・渡辺宣孝

有歯顎用トレーを用いたアルギン酸2回法印象

アルギン酸2回法印象とは、1回目の印象として稠度の低い（硬めに練った）アルギン酸印象材で印象し、2回目の印象では稠度の高い（軟らかい、クリーミーな）アルギン酸印象材を用いて、連合印象採得を完成させる概形印象採得法である。また、有歯顎用トレーを用いることで可動部歯肉が有歯顎時と同様な筋肉の反転を印象採得でき、さらにトレーの底面が、上顎ではカンペル平面と平行になるように、下顎ではトレーの底面が下顎底と平行になるように意識して印象を採ることがポイントになる。

概形印象のチェックシート

前畑 香　渡辺宣孝

1．印象圧による印象分類

☐ 完全無圧印象　　☑ 最小圧印象　　☐ 加圧印象　　☐ 選択的加圧印象
☐ その他（　　　　　　　　　　　　　　　　　　）

2．印象時の開閉口状態による印象分類

☐ 完全閉口印象　　☑ 閉口にかぎりなく近づけた印象　　☐ 開口印象
☐ その他（　　　　　　　　　　　　　　　　）

3．印象時の機能運動

☐ あり　　☑ なし　　☐ その他（　　　　　　　　　　　　　　　　　）
＊印象時に頬粘膜や舌の運動を行わない。トレー挿入後に舌をそっとトレーの上に置くようにする

4．印象時の口唇および頬のマッサージ

☐ あり　　☑ なし　　☐ その他（　　　　　　　　　　　　　　　　　）
＊頬粘膜と印象材の間に巻き込まれた空気を抜くため、
　手指で頬粘膜と口唇粘膜を反転させるのみでマッサージは行わない

5．印象材の種類

▪ 製品名（メーカー名）：アロマファインミキサータイプ（ジーシー）
　　　　　　　　　　　　トクヤマ A-1α（トクヤマデンタル）

6．印象時の口唇および頬のマッサージ

☑ 手練和　　☑ 機械練和　　☐ 自動練和　　☐ その他（　　　　　　　　　　　　）
■ 機械練和器・自動練和器（メーカー名）：みきさん（デンケン）
＊手練和より機械練和のほうが、気泡の混入もなく均一に印象材を練和できる
　混水比を変えても対応できる

7．印象時の水温

☑ 常温水　　☑ 水道水　　☑ 冷水　　☐ 氷水　　☐ 水は必要ない
☐ その他（　　　　　　　　　　　　　　　　）
＊冷水の水温は決めていない。水道水の水温状態により氷を入れて調整する

8．印象材の混水比

☐ メーカー指定の混水比　　☑ 混水比を変える　　☐ 水は必要ない
☐ その他（　　　　　　　　　　　　　　　　）
＊1次印象（アルジネート印象材混水比　粉：水＝1：3/4）
　2次印象（アルジネート印象材混水比　粉：水＝1：11/4）

9. 使用材料による印象分類

☐ 単一印象

☐ 連合印象（1回法）

  ☐ 同種（   ）   ☐ 異種（   ）

☑ 連合印象（2回法）

  ☑ 同種（アルジネート印象材   ）   ☐ 異種（   ）

  ☑ 1次印象後の印象材のトリミングあり   ☐ トリミングなし

☐ その他（   ）

＊アルジネート2回法印象。1次印象は流動性の低いアルジネート印象材を用いて個人トレーの代わりとなる印象を、
2次印象は流動性の高いアルジネート印象材を用いて1次印象のウォッシュ印象を採得する。1次印象後、2次印象
を妨げるアンダーカット部や小帯などの粘膜可動部、変形しやすいレトロモラーパッド部をトリミングする

10. トレーの種類

☑ 有歯顎用既製トレー   ☐ 無歯顎用既製トレー   ☐ その他（   ）

■トレーの製品名（メーカー名）：Hi-FLEX AC 有歯顎用（東京歯材社）、コークのリムロックトレー

＊顎堤に合わせた有歯顎用トレーを用いることで、トレーを押し込むことなく適度な位置で、
義歯床辺縁部を少し越えた部分まで印象採得することができる

11. トレーの調整

☑ あり   ☐ なし

■使用材料：イソコンパウンド（ジーシー）

＊金属網トレーは手指圧で多少調整することができるため、顎堤に合わせる
下顎後顎舌骨筋窩部にあたるトレー辺縁部に徐硬化性コンパウンドを盛り、深く印象採得するようにトレーを伸ばす

12. シリンジの使用有無

☑ あり   ☑ なし

■シリンジの製品名（メーカー名）：ディスポーザブルシリンジ（ジーシー）

＊先端部を5mmほど切ったディスポーザブルを用いる
アルジネート2回法印象の2次印象で義歯床辺縁部の印象に使用する

13. トレーの挿入法

■上顎：印象材を盛ったトレーを口腔内前方から後方へゆっくり押しながら挿入する

■下顎：印象材を盛ったトレーを口腔内前方から後方へゆっくり押しながら挿入する

14. ポジション

■上顎：患者水平位12時方向の患者後方から行う

■下顎：患者座位6時方向の患者前方から行う

15. トレーの撤去法

印象がトレーの撤去時に変形しないように、小帯部にエアーを入れて陰圧を開放させてから、口腔内
から撤去する

上下顎の概形印象

[上顎]

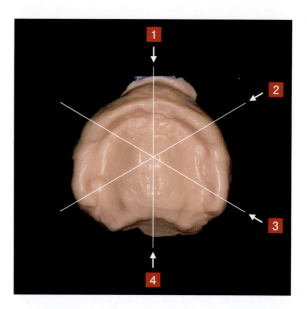
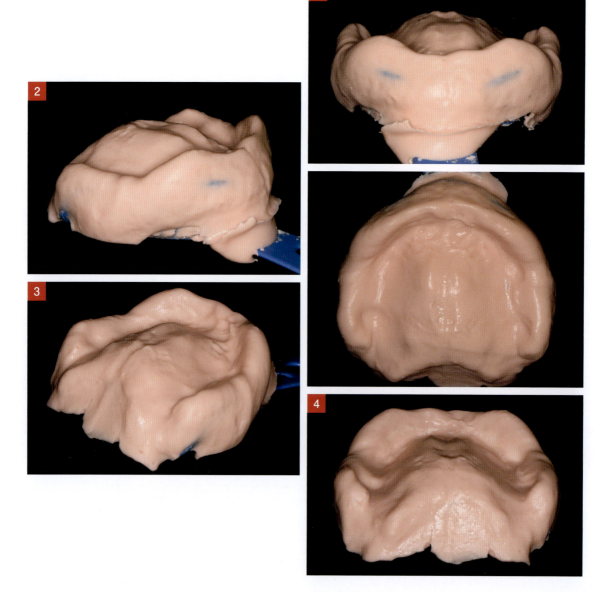

[下顎]

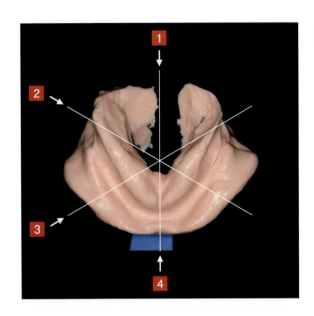
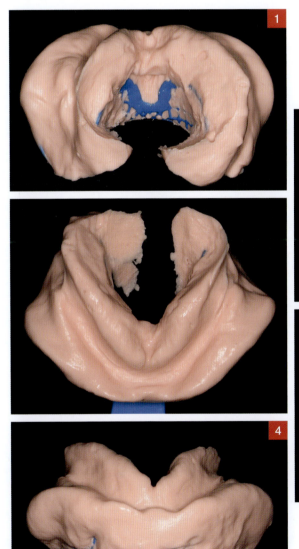
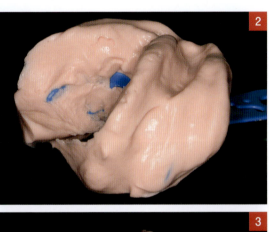
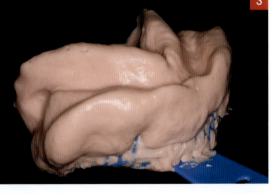

概形印象採得の手順

筆者が歯科大学を卒業し、おおよそ40年になろうとしている昨今、歯科臨床の現場はアナログからデジタルへと大きく変化している。そのようななか、総義歯臨床でもデジタル化の波は押し寄せてきている。しかし、アナログであろうとデジタルであろうと、総義歯の基本的な床形態は変わらないはずであると考えているのは、筆者だけではないと思う。筆者は以前から、総義歯の床形態には顎堤吸収のよし悪しにかかわらず、基本的床形態があると述べてきた。筆者の拙文[1,2]を参照してもらえれば幸いである。若い先生方が、よい概形印象採得の形について、そのポイントがわからないとのことなので、本項では、前畑 香先生の症例を提示して述べてみたいと思う。概形印象の基本は、総義歯が収まる口腔内や顎顔面の解剖（形態）を知ることであるのはいうまでもない。つまり、骨格の形態や筋肉の付着部位、走行方向などを理解することではないかと思っている。いい換えれば、家を建てるとき、土地の広さや形、隣接する家などとの関係を把握しないと、基礎になる形（義歯でいえば床外形）は設計できない。

本項では解剖学的事項の解説は省略するが、筆者の拙文[1,2]を参考にしてもらえれば幸いである。

下顎概形印象採得の手順

筆者は、咬合の基準は下顎咬合平面にあると考えている。よって、印象採得の順番も下顎から説明していきたいと思う。実際の臨床でも、下顎から印象を採る。

①トレーを口腔内に試適する。このときに舌を軽く前方へ出してもらい、実際の印象時に舌の位置を覚えてもらう。また、舌が緊張していないかを確認し、緊張していたら肩の力を抜くように指示する。なぜなら、舌に緊張があると舌側の解剖学的に必要な部分を印象採得できないことが多いからである。ここは大事なポイントになる（**1**）。

②トレーにアルギン酸印象材を盛る。このときの硬さは、できるだけ硬く練る（粉1：水0.6の割合）。ここも大事なポイントになる（**2**）。

③口腔内にトレーを入れる。このときは、前述した舌のリラックスとトレーの底が口角部にきたら、それ以上は押し入れない。その理由は、有歯顎時の印象では歯がトレーに当たり、これ以上は押し込めないからである。つまり、有歯顎時に近い状態で印象採得したいためである（**3**）。

④トレーを口角部で止めた状態にする（**4**）。

⑤頬粘膜を外側に引っ張る。これは印象材内の気泡を抜くことと、頬粘膜を最大限に張った状態を印象することを目的に行う。とくにこの操作をすることで、小帯部がより明瞭に採得されてくる。これで印象材が硬化するのを待つ（**5**）。

⑥6̄|6̄付近を押さえて硬化を待つ（**6**）。

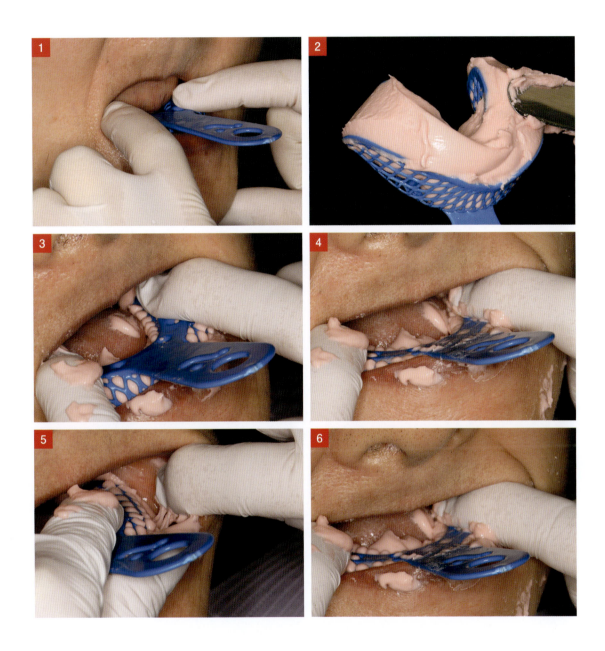

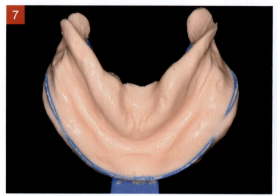
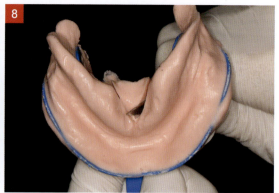

⑦1回目の印象採得の状態である（7）。解剖学的に必要なところはほぼ印象を採れている。この印象を2回目の印象のための各個トレーと考え、余分なところをナイフで取り除く（8、9）。

⑧その後はアルギン酸印象材同士は接着しないので、1回目の印象面をバーナーで炙るか、もしくはアルギン酸印象材用の接着材を塗布する（10、11）。

⑨その後2回目のアルギン酸印象材をクリーミーな感じに練和する（粉1：水1.3）。つまり、今度は軟らかく練る。この軟らかく練ったアルギン酸印象材を1回目の印象面に盛り（12）、口腔内に入れる（13）。このときも、患者が緊張していないかを確認する。また、左右頬粘膜を外側に引っ張り、気泡を抜く（14）。そして、印象材が硬化したら取り出す（取り出した概形印象：P.96 図1参照）。

上顎概形印象採得の手順

次に、上顎の概形印象を見ていく。

①1回目の硬めに練和したアルギン酸印象材をトレーに盛る（15）。トレーを口腔内に入れる（16）。このときの注意点は、トレーがまっすぐには入らないので、回転させながら口腔内に入れていくことである。

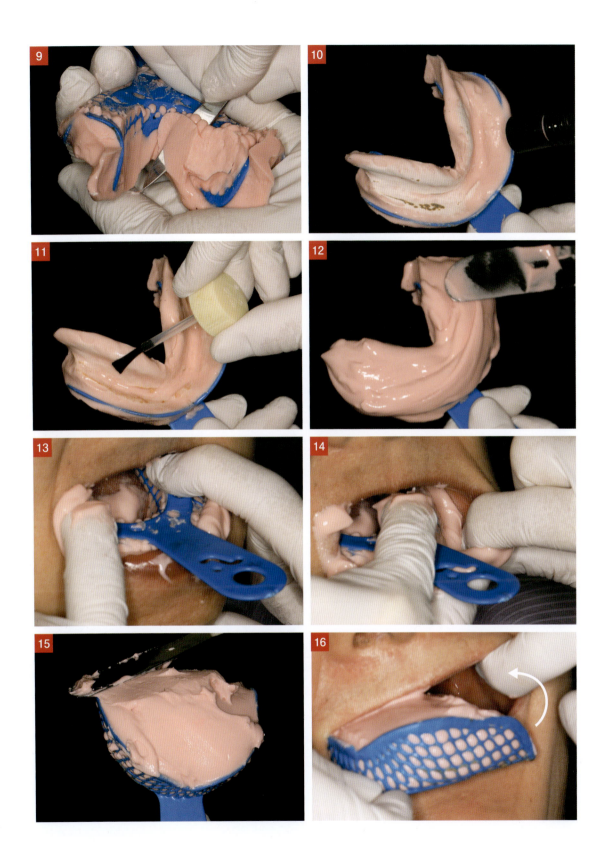

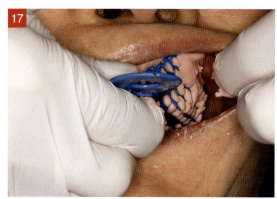
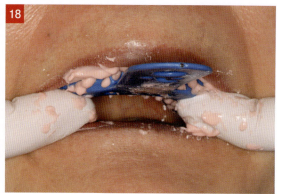

②下顎と同様に頬粘膜を外側に引っ張る（17）。これは気泡抜きとともに、頬小帯の最大に張った状態を印象採得するためである。その後、6|6付近を指で押さえ、印象材が硬化するのを待つ（18）。

③1回目の印象採得の状態である（19）。これでもよく印象されているが、一部トレーが露出しており、一部印象できていない部分もある。

④次に2回目の印象に移るが、アルギン酸印象材同士はくっつかないので、表面を炙るか、接着材を塗布する（20、21）。

⑤2回目のアルギン酸印象材をクリーミーに軟らかく練り、1回目の印象面に盛って口腔内に入れる。

そしてシリンジに印象材を入れ、臼歯部の辺縁部に印象材を先に入れる（22）。これにはいろいろなテクニックがあるので、自分のやりやすい方法でよい。トレーを口腔内に入れ（23）、頬粘膜を外側に引っ張り、気泡を抜いている（24）。

その後、6|6付近を押さえて硬化を待ち（25）、このときもトレーの底が口角付近にきたら止めて、それ以上は押し込まないようにする。硬化したら、印象辺縁部にエアーを入れて吸着を外し、取り出す（26）。採得した概形印象：P.98 図3参照。

[文：渡辺宣孝、印象採得：前畑 香]

【参考文献】
1）渡辺宣孝：総義歯の一次印象を考える―顎堤のより的確な印象へのアプローチ―．補綴臨床，21(1)：83-97．1988．
2）渡辺宣孝：総義歯の一次印象を考える―筆者の実際の一次印象―．補綴臨床，21(2)：201-212．1988．

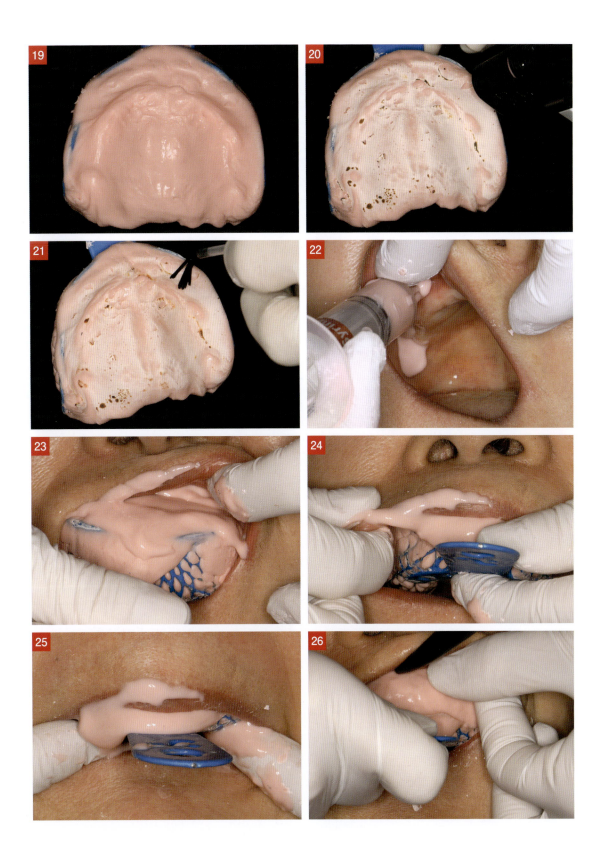

私の考える"概形印象の重要性"

トレーの選択

　筆者も開業当時は無歯顎用トレーをいくつも購入し、印象を採っていた。そのときのことを振り返ってみると、無歯顎用トレーでの概形印象は実際の患者の顎よりも大きく採得され、結果的に床の大きな総義歯になってしまった記憶（経験）がある。その後、現在の有歯顎用トレー（筆者はコークのリムロックトレーを使用）を使ったアルギン酸印象材2回法で印象採得する方法に落ち着き、いまに至っている。これは新しい方法ではなく、筆者も先輩の先生から教えてもらった以前からある方法である。

　本項で提示した症例では、前畑先生はABEトレーの有歯顎用トレーを使用しているが、このトレーでも何ら問題はない。なぜなら、トレーの形態が顎堤の形に沿ったものになっているからである。要は無歯顎用トレーではなく、有歯顎用トレーで印象採得することがポイントになるのである。常識的には考えにくいと思うが、いい換えれば、有歯顎用トレーを使うことにより、可動部歯肉が有歯顎時と同様な筋肉の反転で印象されることが、大事なポイントになる。つまり、総義歯は失った組織を義歯で回復させるという役割を含んでいるのである。ここを理解してもらえれば、よい概形印象の形がイメージできてくると思う。イメージできているかいないかで、印象採得に大きな違いが出ると筆者は考えている。

　筆者と前畑先生、異なる術者が同じ術式（アルギン酸印象材2回法）で採得した印象を評価する。図1は、解剖学的に総義歯の床外形に必要なランドマークが印象採得された、下顎概形印象の形である。このときの印象された形に一定のパターンが存在し、この形をイメージできていることが大事なポイントになる。

　ここで筆者の症例の概形印象と比較してみる。

　図2は、筆者がアルギン酸印象材2回法で採得した概形印象である。解剖学的に総義歯に必要なランドマークが印象できていると、印象された形は前畑先生の印象と相似形に印象されていると思う。読者

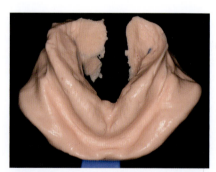
図❶　前畑先生の下顎概形印象

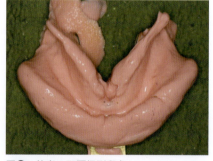
図❷　筆者の下顎概形印象

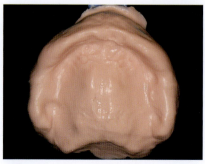
図❸　前畑先生の上顎概形印象

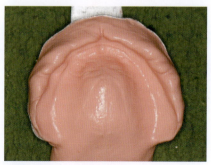
図❹　筆者の上顎概形印象

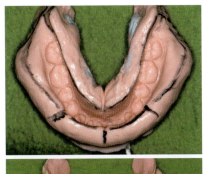

図❺ 有歯顎の概形印象。無歯顎の概形印象に床外形線を引いて比較したもの。よく似た床外形になっている

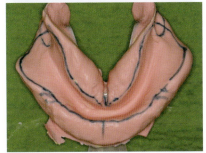

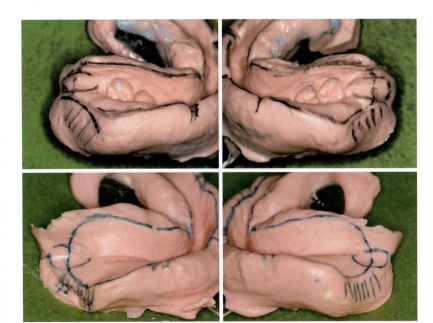

図❻ 臼歯部での比較。有歯顎（上）、無歯顎（下）の概形印象

の先生方の目にはどう映るであろうか？ ここのイメージができるかどうかが、概形印象が採れているかいないか、自分で判断できる分かれ道になると筆者は考えている。

図3は、上顎の総義歯に必要な解剖学的ランドマークが印象された概形印象の形である。図4は筆者の上顎の概形印象で、前畑先生の印象とよく似ており、相似形をしている。具体的には、筆者の症例で印象面に床外形線を描いたが、この形が上下の基本的な床外形になる。この形に印象面で外形線が描けるかどうかが、印象できているかいないかの判断基準になる。また、このときは辺縁の厚みや丸みは考慮しない。なぜなら、この外形線が引ければ最終的にできあがる床形態に近い各個トレーの製作、あるいは仮床の製作が楽にでき、後の厚みや丸みの印象も楽にできるからである。いい換えれば、最終的にできあがる適合のよい床形態になるからである。

症例

図5は、筆者の有歯顎での概形印象と無歯顎での概形印象の印象面に床外形線を記入して比較したものである。もともと有歯顎時から総義歯に必要な基本的床外形が存在することがわかる。

図6は左右臼歯部での比較で、ランドマークを押さえた床外形線を見ると、相似形をしていることがわかる。

歯があってもなくても、解剖学的ランドマークが印象されていれば、総義歯に必要な基本的床外形があることがおわかりいただけると思う。

今回有歯顎用トレーを使い、アルギン酸印象材2回法の概形印象採得について述べた。筆者はこの方法を30数年間臨床で行ってきたが、特別なテクニックを必要とせず、今回提示した概形印象の採得形態が容易に床外形を決められ、適合のよい床外形が作りやすい印象法であると確信している。前畑先生の症例を提示したのも、ポイントを理解すれば、すべて同じような印象が採れることを理解していただきたかったからに他ならない。

この拙文が先生方のお役に立てば幸いである。

［渡辺宣孝］

【参考文献】

1）渡辺宣孝：総義歯の一次印象を考える―顎堤のより的確な印象へのアプローチ―．補綴臨床，21（1）：83-97，1988．
2）渡辺宣孝：総義歯の一次印象を考える―筆者の実際の一次印象―．補綴臨床，21（2）：201-212，1988．
3）前畑 香：DENTURE 1st book ビジュアルでわかる総義歯作製"超"入門．デンタルダイヤモンド社，東京，2016．

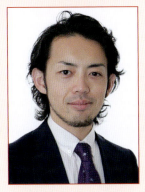
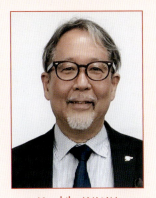

Yuichi MATSUMARU
東京都・
Matsumaru Denture Works

Yasuhiko KAWAI
日本大学松戸歯学部
有床義歯補綴学講座

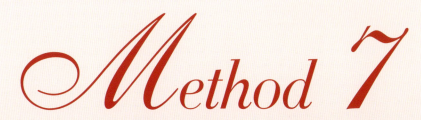

松丸悠一・河相安彦

無歯顎用既製トレーを用いた
アルジネート印象材による積層印象

積層印象とは、1次印象と2次印象から構成される。
1次印象では、「被覆すべきランドマーク」を印象前に把握し、
無歯顎用既製トレーで戦略的に印象に採り込む。
そして2次印象は、1次印象で不足している「義歯床下粘膜と密着した印象面」
および「適切な辺縁封鎖」を補完する目的で、
1次印象を個人トレーと見立てて採得する。ダイナミック印象の治療義歯、
患者の状況によって本印象を最終印象とすることも想定される。

概形印象のチェックシート

松丸悠一　河相安彦

1．印象圧による印象分類

☐ 完全無圧印象　　☐ 最小圧印象　　☐ 加圧印象　　☐ 選択的加圧印象
☑ その他（　　　　　　　　　　　　　　　　　　　　）

2．印象時の開閉口状態による印象分類

☐ 完全閉口印象　　☑ 閉口にかぎりなく近づけた印象　　☐ 開口印象
☐ その他（　　　　　　　　　　　　　　　　）

3．印象時の機能運動

☑ あり　　☐ なし　　☐ その他（　　　　　　　　　　　　　　　　）

4．印象時の口唇および頬のマッサージ

☑ あり　　☐ なし　　☐ その他（　　　　　　　　　　　　　　　　）

5．印象材の種類

■ 製品名（メーカー名）：アルジエース Z（デンツプライシロナ）

6．練和法

☑ 手練和　　☑ 機械練和　　☐ 自動練和　　☐ その他（　　　　　　　　　　　　　）
■ 機械練和器・自動練和器（メーカー名）：

7．印象時の水温

☑ 常温水　　☐ 水道水　　☑ 冷水　　☐ 氷水　　☐ 水は必要ない
☐ その他（　　　　　　　　　　　　　）

8．印象材の混水比

☐ メーカー指定の混水比　　☑ 混水比を変える　　☐ 水は必要ない
☐ その他（　　　　　　　　　　　　　）

9．使用材料による印象分類

☑ 単一印象

☑ 連合印象（1回法）

　☐ 同種（　　　　　　　　　　　　　　　）　　☐ 異種（　　　　　　　　　　　　　　　　　　　）

☑ 連合印象（2回法）

　☑ 同種（アルジネート印象材　　　　　　　　）　　☐ 異種（　　　　　　　　　　　　　　　　　　　）

　☑ 1次印象後の印象材のトリミングあり　　☐ トリミングなし

☐ その他（　　　　　　　　　　　　　　　）

10．トレーの種類

☐ 有歯顎用既製トレー　　☑ 無歯顎用既製トレー　　☐ その他（　　　　　　　　　　　　　　　）

■トレーの製品名（メーカー名）：

11．トレーの調整

☑ あり　　☐ なし

■使用材料：ワックス

12．シリンジの使用有無

☑ あり（シリンジを併用した単一印象の場合）　　☐ なし

■シリンジの製品名（メーカー名）：アキュデント XD シリンジ（Ivoclar Vivadent）

13．トレーの挿入法

■上顎：ミラーまたは手指で圧排した口角の反対側より、トレーを斜めにしながら挿入

■下顎：ミラーまたは手指で圧排した口角の反対側より、トレーを斜めにしながら挿入

14．ポジション

■上顎：患者後方11時方向の位置から行う

■下顎：患者前方7時方向の位置から行う

15．トレーの撤去法

スリーウェイシリンジでエアーを辺縁部に入れ、一方向に撤去する

上下顎の概形印象

[上顎]

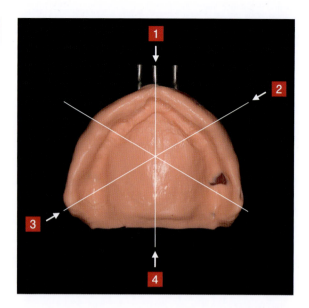

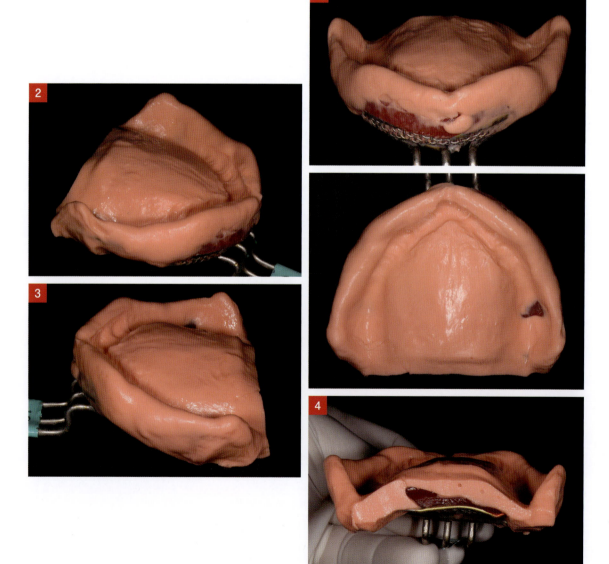

[上顎]

[下顎]

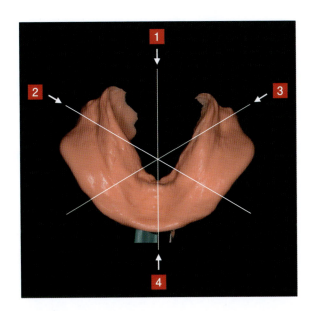

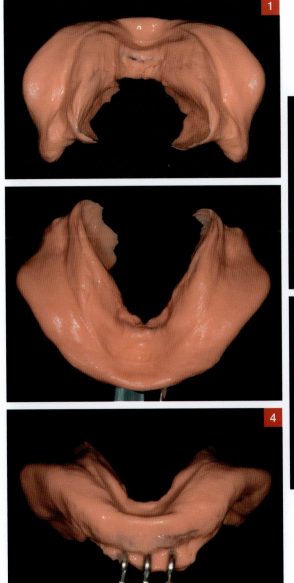

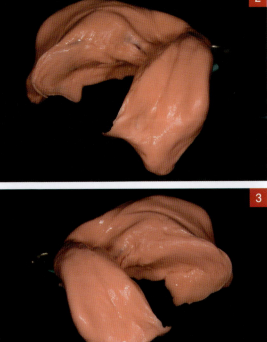

概形印象採得の手順

上・下顎概形印象採得の手順

■概形印象採得法の標準化とこだわり

　筆者らが取り組んでいる概形印象採得の手法を、可及的に「標準化する試み」と「こだわり」について概説する。「たかが概形印象されど概形印象」であり、概形印象の上達には、印象結果へのこだわり、さまざまな工夫を重ねて改善をする姿勢が重要である。このような姿勢をもち続け、つねに完璧を目指しても、完璧な印象を得るのが難しいのも「概形印象」であるが、諦めることなく完璧を目指すことを続けてほしい。ここではOwen の Minimum acceptable protocol[1] に沿って、その術式や考え方を概説する。

■被覆すべき範囲の印象採得（1次印象）

　「被覆すべき無歯顎顎堤の印象採得」とは、ランドマークを隈なく採得し、かつ、最終的な義歯床縁より大きく採得することである。それを達成するには、以下の3つのポイントがあると考えている。

1．既製トレーの選択

　まず、無歯顎専用の既製トレーを用いるべきである。無歯顎の既製トレーには、解剖学的トレー（1a）と非解剖学的トレーがある（1b）。教科書的には解剖学的トレーが選択肢となるが、わが国における解剖学的トレーはおもに海外製品で、日本人の顎堤形態に合いにくいものが多く、合わないトレーは、口腔周囲筋の動き（可動組織）を阻害する。したがって、筆者らは可動組織を阻害せず、かつ日本人の顎堤形態に合わせやすい「非解剖学的トレー（1b）」を好んでいる。

2．口腔内のトレー試適：トレーと可動組織との関係と位置づけの確認（前準備）

　選択するトレーの大きさは、口腔内で上顎結節の間の距離とレトロモラーパッドの間の距離を測定して決定する[2]。トレーを選択したら、すぐに印象採得は行わず、口腔内でトレーの試適を行い、「トレーが可動組織を邪魔していないか？」という観点で口腔内とトレー辺縁の関係を確認する。トレーが長く、可動組織を邪魔していると、筋の運動記録が阻害されるため、試適時にトレー辺縁は長くないか、前後的に一致しているかをよく確認する（2）。

　次に、印象時にトレーが左右に曲がっていては正確な印象が採得できないため、試適時にトレーの左右の位置づけを確認する。下顎は頬筋と舌筋によってトレーの位置づけが規制されるため、位置づけがある程度規制されるが（3a）、上顎は左右の振れについて、下顎以上に十分に留意する必要がある（3b）。これらの位置関係をチェアーサイドで確認する方法は、上顎のトレー試適時は、患者の後方12時に立ち、トレーの柄と鼻を中心として顔面全体とのずれを観察して正しい位置を確かめ、その位置をイメージしておくことが重要である（4）。

　これらのプロセスを経て、トレーの位置が定まったら、印象採得時にその位置を再現できるよう、トレー内面にユーティリティーワックスでストッパーを設置する。ストッパーは上顎3ヵ所、下顎4ヵ所を基本とするが（5）、顎堤の状態などに応じて適宜増

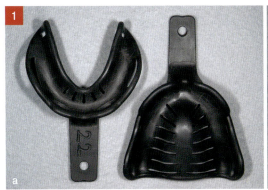
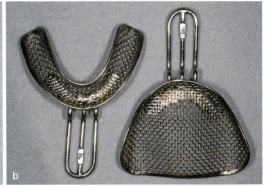
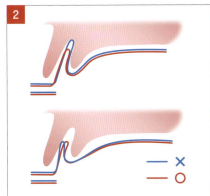
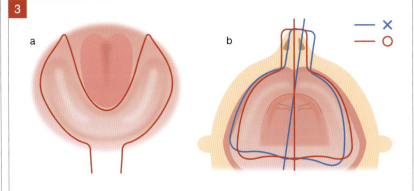
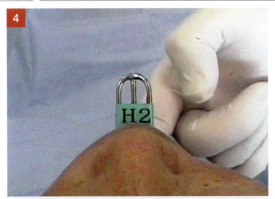
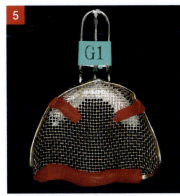
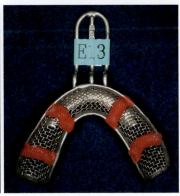
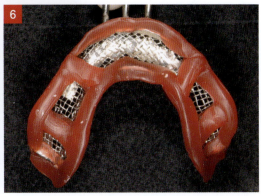

やす場合がある（**6**）。

　以上、トレー試適からストッパーの設置までが全工程の約80％程度であるといっても過言でなく、十分に時間をかけ、かつ熟考しながらの準備が肝要である。

3．トレーの挿入

　トレーの前準備が終了したら、アルジネートを練和して印象採得を行う。ここで留意すべきは、アルジネート印象材を「どの程度の硬さで練和するのか」および「どのようにトレーに盛るか」、「どのように挿入するか」に集約される。

1）硬さ

　アルジネート印象材の硬さは、術者が混水比を調整することによってコントロールが可能である。メーカー指定の混水比でアルジネート印象材を練和した場合、シリコーン印象材などと比較して粘度は高く、初期硬化から最終硬化までの時間も早い。しかし、水を多くして練和すると、硬化時間の延長および流動性の増加が見込める。また、水を少なくすることで、逆に粘度を高めることもできる。顎堤の吸収状態、既製トレーの顎堤への適合度などを考慮して、アルジネートの硬さを調節することが肝要である。一般に、既製トレーと顎堤の適合が不良な場合は、アルジネート印象材が顎堤に接して流れ出すときにある程度の硬さが必要で、それにより、印象材が細部まで押し込まれるように思われる。

2）盛り方

　試適時に顎堤の形態をよく観察しておき、それに合わせてトレーに印象材を盛る。上顎で注意したいのは、上顎結節を含めた頬側の口腔前庭や口蓋最深部の形態、下顎は舌側顎舌骨筋部（7）に呼応した形態となるように印象材を盛る。なお、シリンジを用いる場合は混水比を1.2倍とし、印象域辺縁に十分に行きわたるように印象材を流し込み、既製トレー側の印象材は混水比を通常とする。

3）挿入方法

　ミラーまたは手指で圧排した口角の反対側から、トレーを斜めにしながら挿入する。挿入したら回転しながら、前歯部の口腔前庭とトレーの前歯部床縁の位置を一致させ、前歯部から圧排を始める。同時に、患者の後方12時の位置に回り、トレーの柄と患者の鼻や顔面との一致度を確認し、硬化前に位置の修正を行う（4）。その後、所定の位置（上顎11時、下顎7時）で圧接を開始する。

　圧接しながら人差し指で頬を圧排し、印象材が流れ込むようにする。同時に臼歯部に中指を添えて圧接し、後縁部の印象材が流出したら圧接を終了する。そして頬の圧排を戻し、患者に機能運動を指示する。硬化後は陰圧を解放するようにエアーを辺縁部から入れながら、一方向に撤去する。

■「粘膜と密着した印象面」と「適切な辺縁封鎖」（2次印象）

　1次印象の要件が満たされたことを確認して、2次印象の準備に入る。ポイントは以下のとおりである。

1．1次印象の不要部分のトリミング

　1次印象は、床縁の厚みが過剰になる傾向がある（8）。そのまま2次印象に移ると、厚みが増すばかりか、機能運動が十分に行えないことになる。したがって、2次印象の前に1次印象の不要な箇所を鋭利なナイフを用いてトリミングする（9）。トリミングは、口腔前庭部が1次印象で義歯床縁部より長く採得される可能性があるため、可動域を大きく避けて最終的な義歯の形態に近づける場合（10）と、口腔前庭の最深部を残した状態で2次印象を行い（11）、石膏模型上で義歯床縁の設定を行う場合がある。また、顎堤のアンダーカットを残すと、2次印象時にアンダーカットで印象材の流れが留まり、印象の流れが遮られて気泡の原因になるため、その箇所を削除する（12）。

　北村ら[3]は、2次印象の厚さは、切歯乳頭および左右犬歯相当部を結ぶ線と正中線との交差する点を中心に（13）厚さが有意に薄くなること、また、2次印象の厚さが0.8mmあ

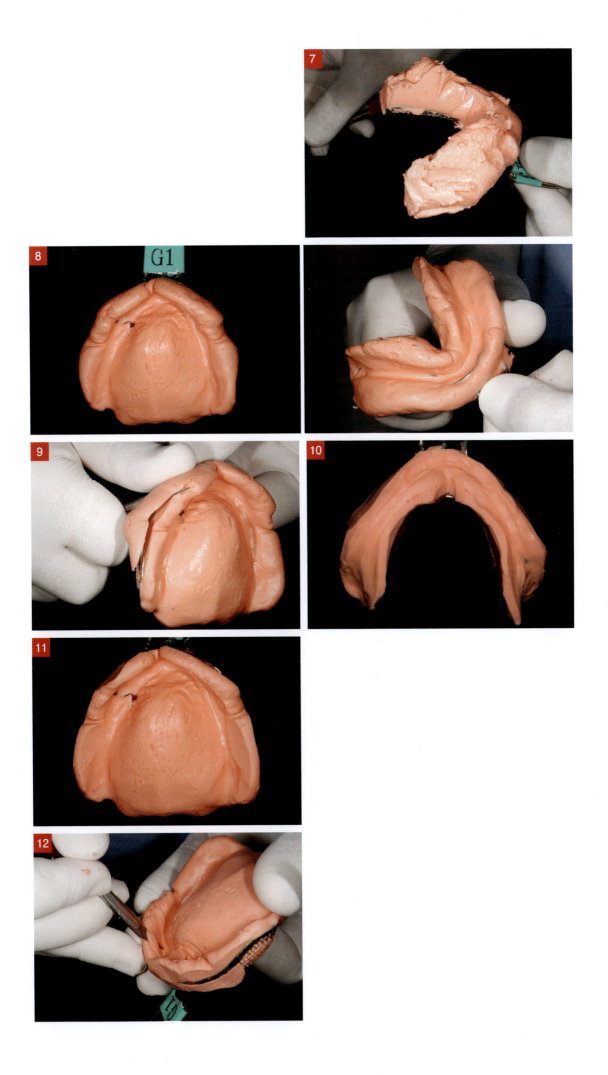

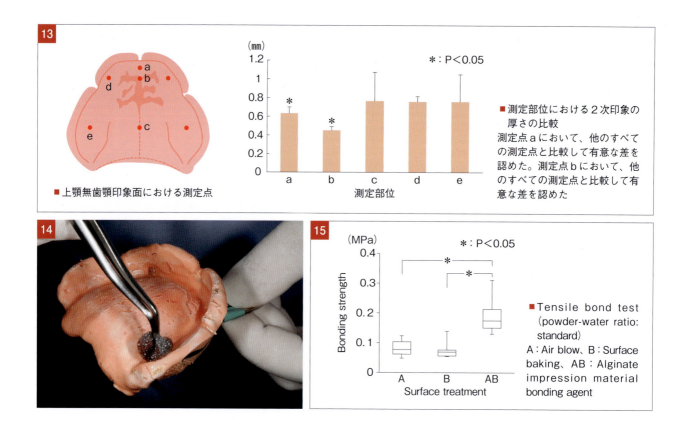

■ 上顎無歯顎印象面における測定点

■ 測定部位における2次印象の厚さの比較
測定点aにおいて、他のすべての測定点と比較して有意な差を認めた。測定点bにおいて、他のすべての測定点と比較して有意な差を認めた

■ Tensile bond test (powder-water ratio: standard)
A：Air blow、B：Surface baking、AB：Alginate impression material bonding agent

れば、石膏模型の表面荒れを起こさないとも報告していること[4]を考慮すると、印象内面の正中部を中心に1mm程度のトリミングを2次印象前に行うことがよいと考えられる。

　トリミングが終了したら、印象表面を乾燥させ、アルジネート接着材を表面に一層塗布する。火焔による表面処理が行われることも散見されるが、行わないでアルジネート接着材のみを塗布した場合でも（14）、十分な接着強さを得られている[5]ため、処理は必須でない（15）。

2．2次印象の混水比および練和方法

　トリミングが終了した1次印象を個人トレー、盛りつける2次印象は精密印象材と同様の流動性を確保すると考え、印象材の混水比を調整する。また、初期硬化から最終硬化までの時間が、可及的に短くなるような状態が望ましいため、混水比を調整して水を1.5倍と1.75倍にし、自動練和器を用いて練和するとよい。この混水比でも、印象材の硬化時間・永久ひずみ・弾性ひずみはJIS規格の範囲内であるため、臨床において適応可能である。また、自動練和器を使用すると弾性ひずみが減少し、硬化時間も短縮する結果が報告されている[5]。この混水比で自動練和器を使用することにより、2次印象は適度な粘度と硬化時間が得られるものと考えられる（16）。

3．2次印象材の1次印象への盛りつけ方法

　2次印象材を1次印象に盛りすぎると、所定の位置に戻りにくくなるおそれがあるため、表面に一層（1mm程度）盛りつける感覚であれば十分と考えられる（17）。

4．トレーの挿入

　挿入後は1次印象時ほど位置決めに配慮しなくても、所定の位置に誘導される。挿入したら前歯の位置を確認し、ゆっくり頬粘膜を圧排しながら所定の位置に戻す（18）。また、下顎も1次印象と同様な誘導でトレーを所定の位置に戻し、硬化を待つ。得られ

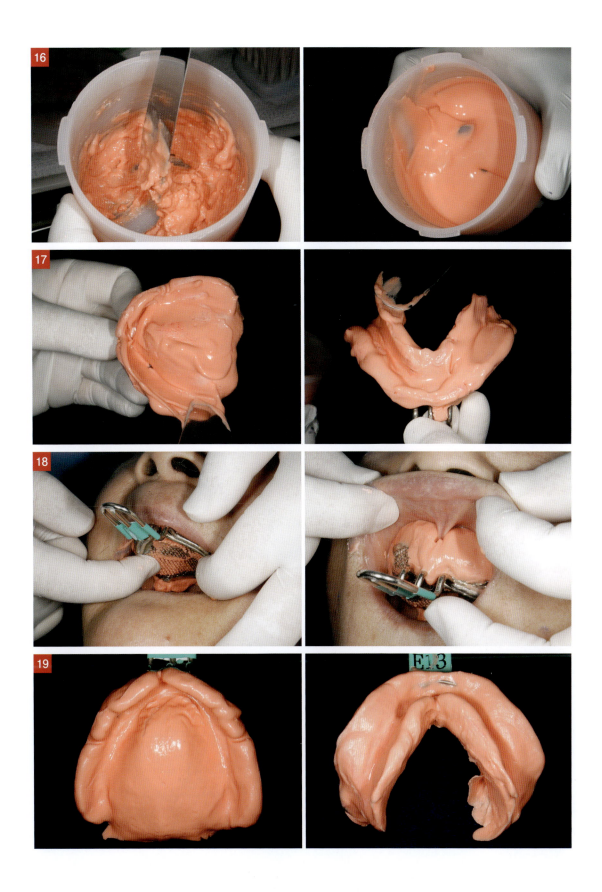

た2次印象は、1次印象で得られた「被覆すべき無歯顎顎堤の印象採得」に加え、「義歯が被覆する粘膜と密着した印象面」と「適切な辺縁封鎖」が得られているのではないかと考える(19)。

以上、概形印象採得の手法を可及的に「標準化する試み」と「こだわり」について述べた。日々の総義歯臨床の参考になれば幸いである。

私の考える "概形印象の重要性"

　無歯顎の概形印象は、顎堤などのランドマークや最終義歯の床縁相当部を含み、やや大きめに採得することで、適切な個人トレーの製作や動的印象における義歯に繋がるため、印象の完成度が求められる。Owenは761名の補綴専門医（50ヵ国）から意見を集約し、印象採得の最低要件（Minimum acceptable protocol）を以下の３点としている[1]。

１）被覆すべき無歯顎顎堤の印象採得

２）義歯が被覆する粘膜と密着した印象面

３）適切な辺縁封鎖

　この要件は精密印象を想定しているが、概形印象も同様に考えるべきである。しかし、一方で、概形印象と精密印象の相違も十分に理解したうえで印象採得を計画し、義歯の製作を進めるべきである（20）。

　筆者らの概形印象に対する考えは、「被覆すべき無歯顎顎堤の印象採得」を１次印象で採得し、「義歯が被覆する粘膜と密着した印象面」および「適切な辺縁封鎖」を２次印象で採得するもので、概形印象採得の２回法（積層印象）をテーマに臨床および研究を重ねている[3〜5]。

　１次印象は、被覆すべきランドマークを印象前に把握したうえで既製トレーの選択と調整を行い、それらを戦略的に印象採得に採り込む。２次印象では、１次印象で不足している「義歯床下粘膜と密着した印象面」および「適切な辺縁封鎖」を補完する目的で、１次印象を個人トレーと見立てて採得する。

　２次印象で得られた印象は、その後の精密印象、そして完成後の義歯の質に大きく影響する。また、患者の状況に応じて、ダイナミック印象を計画する場合は、概形印象からダイナミック印象用の義歯を製作するため、そのよし悪しは治療のアウトカムに多大な影響を及ぼす。また、２次印象から義歯を製作する場合は、筋圧形成と精密印象から製作した義歯と同等の治療アウトカムが得られるというエビデンスも多数報告されている[6〜11]。

【参考文献】

1) Owen CP: Guidelines for a minimum acceptable protocol for the construction of complete dentures. Int J Prosthodont, 19 (5): 467-474, 2006.

2) 大久保力廣, 細井紀雄：印象採得. 無歯顎補綴治療学 第3版, 市川哲雄, 大川周司, 平井敏博, 細井紀雄（編）, 医歯薬出版, 東京, 2016：109-110.

3) 北村 彩, 河相安彦：アルジネート積層印象法における二次印象の印象厚さに関する検討. 日大口腔科学, 39(2)：105-108, 2013.

4) Kitamura A, Umeki K, Kimura M, Watanabe T, Saeki H, Gunji A, Tanimoto Y, Sakae T, Kawai Y: The Thickness Effect of Laminated Alginate Impression on Dental Stone Surface. Int J Oral-Med Sci, 13(1): 12-20, 2014.

5) Kitamura A, Kawai Y: Basic investigation of the laminated alginate impression technique: Setting time, permanent deformation, elastic deformation, consistency, and tensile bond strength tests. J Prosthodont Res, 59(1): 49-54, 2015.

6) Lira-Oetiker M, Seguel-Galdames F, Quero-Vallejos I, Uribe SE: Randomised clinical trial of patient satisfaction with traditional and simplified complete dentures. J Oral Rehabil, 45(5): 386-392, 2018.

7) Mengatto CM, Gameiro GH, Brondani M, Owen CP, MacEntee MI: A Randomized Controlled Trial of Mastication with Complete Dentures Made by a Conventional or an Abbreviated Technique. Int J Prosthodont, 30(5): 439-444, 2017.

8) Ceruti P, Mobilio N, Bellia E, Borracchini A, Catapano S, Gassino G: Simplified edentulous treatment: A multicenter randomized controlled trial to evaluate the timing and clinical outcomes of the technique. J Prosthet Dent, 118(4): 462-467, 2017.

9) Kawai Y, Murakami H, Feine JS: Do traditional techniques produce better conventional complete dentures than simplified techniques? A 10-year follow-up of a randomized clinical trial. J Dent, 74: 30-36, 2018.

10) Kawai Y, Murakami H, Takanashi Y, Lund JP, Feine JS: Efficient resource use in simplified complete denture fabrication. J Prosthodont, 19(7): 512-516, 2010.

11) Kawai Y, Murakami H, Shariati B, Klemetti E, Blomfield JV, Billette L, Lund JP, Feine JS: Do traditional techniques produce better conventional complete dentures than simplified techniques? J Dent, 33(8): 659-668, 2005.

20 印象採得の最低要件（Minimum acceptable protocol）と各種印象法の採得範囲[3]

	１次印象	積層印象	精密印象
被覆すべき 無歯顎顎堤の印象採得	◎	◎	◎
被覆する粘膜と密着した 印象面	○	◎	◎
適切な辺縁封鎖	△	○	◎

◎：十分　○：可　△：やや不足

■ *Additional Topic* ■

概形印象の師弟ディスカッション

印象採得のときに気をつけていること①

1．症例1：上顎単一印象（河相）

河相　1次印象でまず気をつけなければならないのは、トレーが口腔内の正中とほぼ一致しているか、そして前歯部のトレー床縁と口腔前庭が一致しているかということです。また、上顎結節周囲は気泡が入りやすいので、上顎結節のあたりを観察して盛り方を意識する必要があります。しかし、たとえ1次印象で余分な厚みや気泡が発生したとしても、積層印象で改善できます。

松丸　トレー辺縁が印象に及ぼす影響は大きく、まずは位置づけに配慮するということですね。

河相　位置づけのエラーを防ぐために、前方の位置を合わせてから圧接するという方法をとるようにしています。

　また、アルジネート印象材の混水比や用いる水の温度については場面に応じて使い分けますが、基本的に印象材にある程度硬さをもたせるようにしています。ただ、硬すぎると、アンダーカットがあるような部位には流れにくくなってしまいます。ケースによって使い分けてください。

松丸　印象材にコシをもたせるようなイメージで行う、ということですね。

河相　そうです。冷水を使うと硬化が遅くなり、印象材自体の粘度が低くなることで、流動性が高くなってしまうため、常温のほうがよい場合もあります。

松丸　試適の時点でワックスを用いてストッパーを付与し、トレーの位置を確認することが重要だと思います。辺縁部の調整についてはいかがですか。

河相　辺縁部はワックスなどでトレー辺縁は修正せず、印象材単体で採ることがほとんどです。ランドマークを覆っているかどうかは重要ですが、トレー辺縁は口腔前庭部における自然な形態を邪魔しないようにと心がけています。

　一方、トレーがランドマークを覆えていない、あるいは後縁が短い場合などは、ユーティリティーワックスで補正します。

　本症例の場合、結果としてストッパーがなくてもトレーが当たっていないのでよい状態となっていますが、ストッパーが薄く見える状態が理想と考えています。それは、位置づけが正しく行われているという表れですから。

松丸　唇側に一層気泡が入っている感じですね。トレーを短く設定している影響でしょうか。

河相　そうした場合は、必要があれば積層印象でカバーするようにしています。

松丸　マッサージをはじめ、患者に指示する運動などはどのようにお考えですか。

河相　基本的には印象を少し大きく採りたいと考えているので、患者に軽く運動してもらいます。閉口気味にさせて、口をすぼめてくださいと指示します。

松丸　最深部まで印象材が満たされていることを確認してから運動させるのですね。

河相　そうです。

2．症例1：下顎単一印象（河相）

河相　下顎はトレーが舌と頬に挟まれるので、上顎と比べ、位置づけは決めやすいですね。用いるトレーが非常に小さいので、レトロモラーパッドは確実に覆うように、ユーティリティーワックスでの補正を心がけています。下顎は前後的な位置づけを適切に行う意識が重要です。下顎前歯部に印象材を押し込む感じで挿入し、印象はニュートラルゾーンに落ち着かせて行うイメージです。

松丸　押し込みながら印象材の厚みを確保するということでしょうか。下顎前歯部唇側は症例によっては、口輪筋やオトガイ筋の影響でアンダーになりやすいからですか。

河相　そうですね。最初は少し大きめに採得するということです。

症例1　上下顎単一印象（河相）

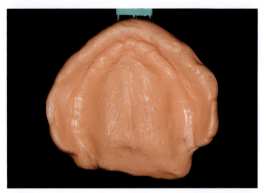

図❶a　上顎の単一印象。被覆すべき顎堤の解剖学的要件を含んでいる一方、粘膜との密着や辺縁封鎖については、積層より劣るものと思われる

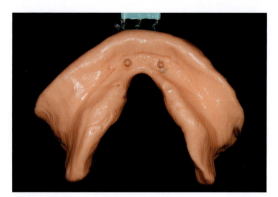

図❶b　下顎インプラントオーバーデンチャーの単一印象。上顎同様、被覆すべき範囲は十分に採得されている。本印象を用いて精密印象の個人トレーを製作する

松丸　解剖学的なトレーについては、どのようにお考えですか。

河相　解剖学的トレーもよいですが、日本人の顎堤に合うものが少ないと感じています。試適してトレーが浮いたり、動くようであれば適切ではないので、無歯顎用で非解剖学的既製トレーを用いています。

松丸　ポイントは、上顎と同様にトレーの辺縁が可動域を避けた状態であるかということですね。

河相　それが原則です。口腔内での視診だけでなく、触診で深さをイメージしてから選択しています。

松丸　それが匠の部分ですね。私の場合、下顎舌側は顎骨のアウトラインまではトレーを補正します。

河相　顎骨のアウトラインというのは、顎舌骨筋線のことですか。

松丸　顎舌骨筋線や舌下部、吸収している症例ではオトガイ棘までです。

河相　顎舌骨筋線を目安に、短かったら補正するのも1つの方法かもしれないですね。

松丸　挿入方向はどうされていますか。

河相　唇側口腔前庭の位置をまず合わせてから、臼歯部を圧接しています。圧接する方向はとくに意識していません。

松丸　なるほど。トレーの挿入に伴い、患者さんに舌を動かしてもらうタイミングはいかがですか。

河相　挿入するときに舌があると邪魔になるので、挿入と同時に舌を上げてもらい、位置が決まったら舌を少し前方に移動してもらうイメージです。

松丸　舌を出させるタイミングは、閉口状態付近まで閉じさせてからですか。

河相　そうです。

松丸　印象材の盛り方については、いかがですか。

河相　舌側を意識して高く盛ります。顎舌骨筋線の下へ入っていくように盛るイメージです。

松丸　印象材の硬さは、盛った際に高さが出るような稠度ということですか。

河相　「耳たぶ」くらいの硬さをイメージしています。

松丸　印象時の唇頰側のマッサージや患者の機能運動については、どのようにお考えですか。

河相　頰を少し内下方に圧排するようマッサージをして、同時にトレーを口腔内で押さえるのでなく、口腔外から押さえます。押さえる位置はモダイオラスよりちょっと後方くらいです。

松丸　やはり試適でトレーが浮き上がらないように確認することが重要ですね。口腔外から押さえると、保持が不安定になりそうです。

積層印象

1．症例2：上顎積層印象（河相）

河相　積層印象を行う場合、印象材はかなり硬めに練ります。ですから辺縁も厚いし、気泡も入ります。本症例のトレーの位置づけは、少し左に寄ってしまっている感じですね。

■ *Additional Topic* ■

症例❷　上顎積層印象（河相）

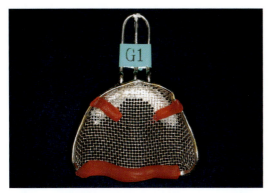

図❷a　上顎無歯顎用非解剖学的既製トレー。位置再現性とトレーの顎堤への接触を防止する目的で、ストッパーを3ヵ所配置してある

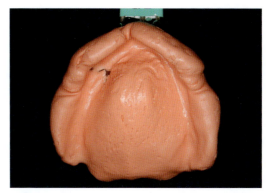

図❷b　上顎の1次印象。被覆すべき範囲が十分採得されているが、辺縁は厚く、このままでは義歯としては不適である

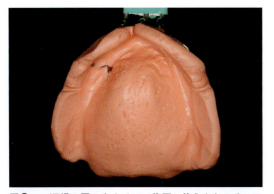

図❷c　辺縁の厚みをナイフで修正し終えたところ。口腔前庭の印象面は残し、それ以外の厚みが過多の箇所を削除してある

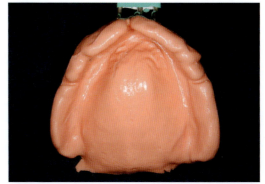

図❷d　2次印象の結果。被覆すべき範囲の印象に加えて、粘膜との密着と適切な辺縁封鎖が図られているのが、表面の艶からわかる

松丸　積層印象の選択の有無について、先生のお考えを聞かせてください。

河相　動的印象や患者の希望、全身状態などを考慮して、短期間で義歯製作を想定している場合は、積層印象を選択します。その理由は、精密印象に近い印象を採得することができるからです。

松丸　そのような場合は、最初から積層印象を計画するということですね。

河相　そうですね。積層印象では1次印象の後に印象体のトリミングをするわけですが、原則として、口腔前庭最深部を残しながら、厚みが出ているところを少しオーバーに取り除きます。あとはアンダーカットを除去し、2次印象での印象材の流れが堰き止められないようにします。

松丸　積層印象の際、わずかに位置が浮き上がりますからね。

河相　最深部を残すと、1次印象で長めに採れている状態が残ります。実際の床縁の位置は、口腔内を観察して、極端に動きを邪魔している場合に調整することになると思います。

松丸　私の場合、最深部は削除してしまいますが、位置づけに失敗すると、逆に積層印象後に印象域不足となる場合があります。最深部を残しておいたほうが確実かもしれませんね。

河相　2次印象に用いる印象材の混水比は、粉末1に対して水を1.5～1.7程度に設定します。

松丸　思い切った混水比だと感じますが、軟らかすぎませんか。

河相　流動性は高いですね。表層に一層だけ盛るというイメージです。ポイントは、自動練和器で練和することです。積層した場合、硬化も早いので、流動性があるうちに1次印象における位置に戻すこと

> 症例❸ 下顎積層印象（河相）

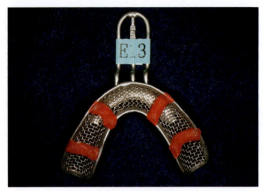

図❸a 上顎無歯顎用非解剖学的既製トレー。再現性を高めるために、ストッパーを4ヵ所配置してある。必要に応じて、短い場所も修正をする

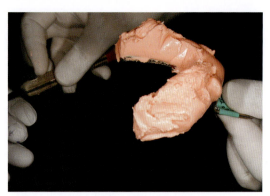

図❸b 下顎の1次印象。顎堤の形態をイメージして盛りつける。また、硬さは舌側の印象を採得するために、混和する水を少なめにする

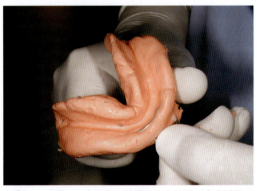

図❸c 下顎の1次印象。被覆すべき範囲が十分採得されているが、辺縁が厚く、このままでは義歯としては不適である。不要な厚みをナイフで削除している

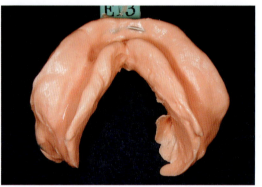

図❸d 2次印象の結果。上顎同様、被覆すべき範囲の印象に加えて、粘膜との密着と適切な辺縁封鎖が図られているのが、表面の艶からわかる

が大切です。2次印象では位置の変更は行いません。

松丸 思い切って戻すつもりでいかないと、所定の位置に戻りませんよね。

2．症例3：下顎積層印象（河相）

河相 1次印象による唇側トレー辺縁の当たりが気になりました。厚みとアンダーカット部をトリミングして、閉口状態で2次印象をしています。本症例において必要な印象域は確保されていると思いますが、2次印象は1次印象のエラーをもち越すことがわかります。当たっているところが同じように表現されてしまっています。

松丸 2次印象における唇頬側のマッサージや患者さんの機能運動はいかがでしょうか。

河相 患者さんに「下顎前歯部があるイメージで舌を押さえてください」と誘導して、舌は口唇より前に突出させません。頬側は外から押さえる程度で、とくに大きな運動はさせません。

印象採得のときに気をつけていること❷

1．症例4：シリンジを併用した単一印象（松丸）

松丸 現在、私が多く行っているのは1回法で、印象用シリンジを併用した方法です。シリンジを用いる場合、必要な印象圧を印象材そのものに求める必要がないので、シリンジには粉末1に対して水を1.2程度の混水比、トレーには標準混水比のものを用います。また、操作時間が長くなりますので、冷水を使っています。

河相 どのように印象するのでしょうか。

松丸 上顎なら上顎結節、下顎なら後顎舌骨筋窩から、シリンジで少し圧をかけながら印象材を送り込み、印象域辺縁部を印象材で満たします。そして、トレーは前方を合わせてから後方に送り込むような

■ *Additional Topic* ■

症例 4 シリンジを併用した上下顎単一印象（松丸）

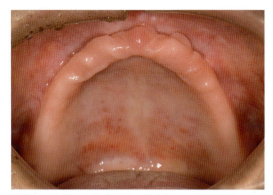 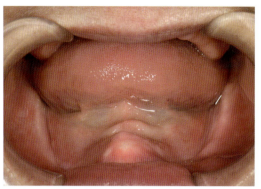

図❹a　上顎の口腔内写真。前歯部から小臼歯部にかけて、大きなフラビーガムを認める。印象圧に注意が必要な症例である

図❹b　下顎の口腔内写真。臼歯部に高度な顎堤吸収を認め、前歯部との高低差が大きい。トレーの位置づけに配慮が必要である

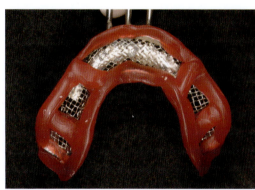 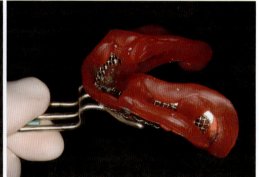

図❹c　ワックスにて調整、試適後の下顎既製トレー。ストッパーを付与して位置づけた後、軟組織を歪めない位置に注意深くワックスを追加している

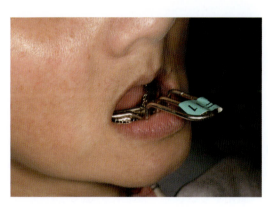

図❹d　調整後の下顎既製トレーを試適した状態。トレー全体が可及的にデンチャースペースに収まっていること、手指で保持しなくてもトレーが口腔で安定する状態であることを確認する

イメージで位置づけ、閉口保持しています。

河相　流動性が高い場合、下顎前歯部などの印象が薄くなりますが、何か対応方法はありますか。

松丸　トレーを位置づける際に、前歯部口腔前庭を手指で広げ、印象材が同部に満たされていることを確認します。また、手指から軟組織の緊張が伝わりますので、これをリラックスするように指示します。舌側は河相先生が積層印象のポイントとして指摘されていたように、舌をトレーに軽く乗せてもらう感じです。ただし、トレーの選択、そして調整が不適切だった場合はうまくいきません。

河相　基本的に、既製トレーは顎堤に合わないので、顎堤への適合状態に合わせて印象材の硬さを調整しなければなりません。これほどきれいに採れているのは、なぜなのかを知りたいですね。

松丸　臼歯部舌側の印象辺縁はナイフエッジに見えますので、わずかにアンダーの可能性もあります。舌の後退が強い症例でしたので、舌根部の圧力で印

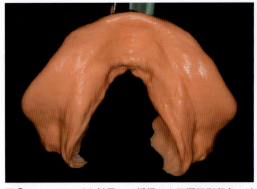
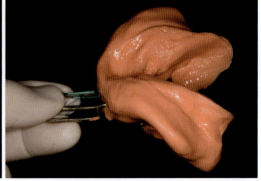

図❹e　シリンジを併用して採得した下顎概形印象。適切にトレーが調整されていれば、少ない印象圧で必要な印象域を収めることができる。追加したワックスが露出していない点にも注目したい

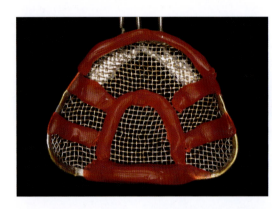

図❹f　ワックスにて調整、試適後の上顎既製トレー。被圧変位量の大きいフラビーガムを避けながらストッパーを付与して位置づけた後、可動域を十分に避けていることを確認のうえ、前歯部辺縁にワックスを追加している

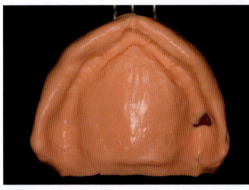
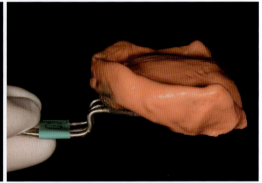

図❹g　シリンジを併用して採得した上顎概形印象。適切にトレーが調整されていれば、印象圧に配慮が必要なフラビーガム症例に有効である。印象辺縁にワックスやトレーが露出していない点にも注目したい

象材が潰されてしまっていると判断しました。硬めの印象材を用いれば、もう少し印象域を確保できたかもしれません。

河相　私はワックスを辺縁付近に追加し、このような形にはしません。本症例ではトレー辺縁にワックスを認めますが、結果として、その部分が露出しないポイントを聞きたいです。

松丸　前歯部と臼歯部の顎堤の高低差が大きい症例でしたので、トレーと顎堤との距離がかなり大きくなることが予測されました。ストッパーを高めに設置して試適し、頬側は可動域よりわずかに短いとこ

ろまで延長しています。舌側はワックスを追加後に口腔内に試適し、一度強く舌を突出してもらうようにします。そうすると、追加したワックスに下顎義歯舌側辺縁の特徴的な形をやや見ることができます。そこから舌を軽く前に出しても浮き上がらない状態に、ワックスの形態を修正しています。

河相　追加したワックスが露出して印象が変形することを避けるために、機能運動をさせて、形が調和した状態で印象するということですね。

松丸　追加するワックスの量は、舌下部における口腔底の深さを参考にほどほどに、ですね。

症例 5　上下顎積層印象（松丸）

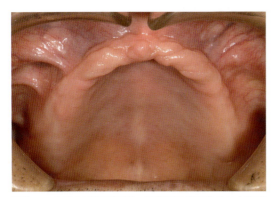

図❺a　上顎の口腔内写真。臼歯部の顎堤条件は中程度だが、前歯部に大きなフラビーガムを認める

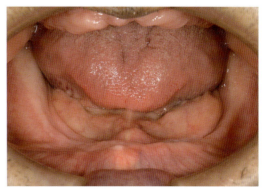

図❺b　下顎の口腔内写真。舌小帯前方にオトガイ棘の隆起を認め、臼歯部から前歯部までの高度顎堤吸収を認める

河相　盛り方はどうしていますか。この場合は補正してあるので、意識せずとも問題ないと思いますが。

松丸　舌側を少し高くするように心がけています。また、印象前にワックスにもアルジネート接着材を塗るようにしています。

河相　なるほど。下顎に話を戻して、サブリンガルフレンジのところは、どのように考えていますか。

松丸　顎堤吸収が大きい場合は、口腔底の軟組織によって印象が不鮮明になりやすいので、舌下部も顎骨から口腔底へ移行する位置までトレーを水平的に延長、修正しています。

河相　舌下部の深さはどのように探りますか。

松丸　深さは印象材の硬さと、硬化時の舌の位置に大きく影響を受けます。さらに、ストッパーで設定した位置に印象時もしっかり位置づけることが条件となるので、概形印象の段階で深さを探るのは、臨床的には難しいと考えています。

河相　そうですね。前後的位置づけは難しいポイントだと思いますが、工夫はありますか。

松丸　舌小帯と下唇小帯を確認して、その中間にトレーの正中を合わせるイメージで行っています。

　上顎は、前歯部にフラビーガムを認めたので、これを避けてストッパーを設定しています。また、トレーを位置づけた後に保持する力を少し抜いて、わずかにトレーを浮かすイメージで保持しています。フラビーガム症例では、積層印象を用いると軟らかい組織が歪められてしまう可能性を考え、本症例は積層印象ではなく、シリンジを用いた単一印象を用いました。

河相　積層印象の選択は、粘膜の状態によりますね。

2．症例5：下顎積層印象（松丸）

松丸　私の積層印象の方法ですが、1次印象も辺縁が延びにくいところはトレーを補正して、印象材は標準混水比で用いています。

河相　なるほど。そこが少し違うんですね。面白い。

松丸　1次印象が防湿不足で気泡が入ったため、積層印象で修正することにしました。トリミングでは、丸みがあるところや動きが出る部分を大きく取り除き、そしてサブリンガルエリアは顎骨の縁を残し、少し厚みを残すようなイメージで行います。

河相　これは、辺縁や最深部も短くしていますか。

松丸　辺縁は、右下顎舌骨筋フレンジ以外はすべて短くしています。

河相　そこを短くしないのは、ナイフエッジになっているからですか。

松丸　そうです。ナイフエッジに表現されている場合、上顎後縁のような部位でないかぎりはアンダーと想定して残しています。

河相　位置づけてから、結構動かさせていますね。

松丸　精密印象と同じイメージで行います。本症例では、右側頬側にトリミングの不足がありました。同部印象辺縁に1次印象体が露出していますので。

河相　トレーの位置が少し前に来ているような気がします。もう少し後ろだと、1次印象の際にナイフ

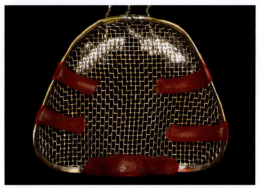

図⑤c　ワックスにて調整、試適後の上顎既製トレー。フラビーガム部を避けてストッパーを付与している

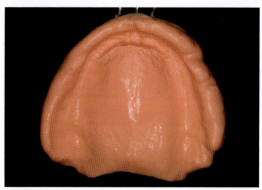

図⑤d　シリンジを併用して採得した上顎概形印象。印象圧によるフラビーガム部の変形が最小になるように配慮している。フラビーガム部周囲の表現、印象辺縁にトレーが露出していない点に注目したい

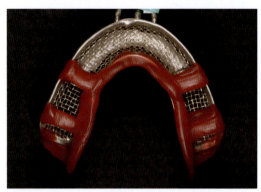

図⑤e　ワックスにて調整、試適後の下顎既製トレー。十分な高さのストッパーを付与し、舌側はオトガイ棘、舌下部の骨縁、顎舌骨筋線を越えるところまでワックスを追加、軟組織の動きを妨げないように調整している

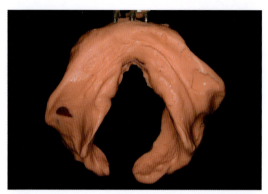

図⑤f　得られた1次印象。標準混水比で適切な単一印象を狙ったが、印象前の防湿の不足、大きな気泡の混入によって積層印象による修正を計画し、1次印象体とした

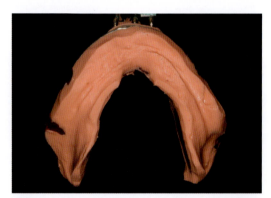

図⑤g　トリミングを終えた一次印象体。一次印象体を個人トレーに見立て、印象材によって押し広げられている部位、軟組織の動きが予想される部位を取り除いている。最終的な義歯外形のイメージに近づくように実施する

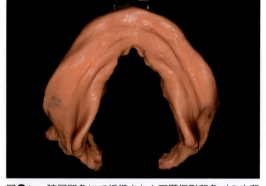

図⑤h　積層印象にて採得された下顎概形印象（2次印象体）。本症例では1次印象のトレー位置の影響を受け、右頬側に過長、オトガイ棘部に不足を認める。しかし、1次印象と比較して確実に情報の多い印象体を得ることが可能である

エッジにならなかったかもしれないですね。

松丸　そうかもしれません。前方が浮き、後方を沈み気味にトレーを位置づけてしまう傾向を認識しています。柄を安静時の下唇の高さで位置づけたくなるのですが、顎堤吸収が大きい場合は、トレーの柄と唇側辺縁の高低差から結果的に前方が浮き気味になってしまうことが多いです。試適をしているので言い訳がましいですが。

河相　そうですね。前歯部を基準としても、どうしても正確にというわけではないですしね。前歯部の厚みや前歯部の位置を決めるのは難しいです。

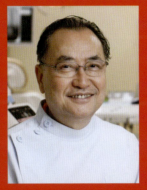

Chapter 3
概形印象を採得しない総義歯製作

千葉県・むらおか歯科矯正歯科クリニック　村岡秀明

前畑先生から総義歯の概形印象について、私のやり方・考え方を述べてほしいとの依頼があった。しかし、私は旧義歯をコピーデンチャーにして、それを改造していく方法を採用しているので、いわゆる概形印象というものが存在しない。そこで、本項ではコピーデンチャーによる印象症例を提示しながら、私の無歯顎印象についての考え方を述べさせていただくことにした。

3 概形印象を採得しない総義歯製作

　私が初めて前畑 香先生の講演を聞いたとき、テーマは概形印象だった。そのときのインパクトのある話し方と充実した内容は、私に強烈な印象を与えた。今回、概形印象をテーマに本を作ると知り、早く読みたいという気持ちでいっぱいになった。うれしいことに、私にも執筆者として参加してほしいとのお話である。

　大感激だったのだが、現在私はコピーデンチャーを利用して総義歯を製作している。これは、印象採得というステップを経ずに、咬合採得から始めるやり方である。そのため、概形印象を採得しなくなっている。そのことを前畑先生に申し上げたら、「では、概形印象を採らないという立場から書いてくれないか」とのことであった。

　もちろん、旧義歯がなければコピーデンチャーを利用することはできないわけだから、そのときは私もアルジネート印象から始めるのだが、それは単なるスナップ印象のようなものなので、本書のなかで俎上に乗せるような印象ではない。すなわち、コピーデンチャーを利用する場合、概形印象というものの重要性をあまり考慮せずに臨床を進めているので、討論には加わる資格がないといってよいわけである。

　しかし、概形印象についての議論は、義歯の形をテーマにしたものであろうと思うので、コピーデンチャーを利用する方法でも、最終的にはそれなりの義歯の形を求めていることは間違いない。本項では、それらを含めて述べてみたい。

印象とはどうあるべきか —— 私の考え方

1．総義歯には総義歯の形がある

　私は総義歯をまず形から教わった。「総義歯には総義歯の形がある」ということである。

　総義歯を取り囲む周囲組織には、義歯を外そうと働く筋肉と義歯を押さえつけるような働きをする筋肉がある。そして、それらはどの人も同じようなところにあるので、そこから割り出された総義歯の形というものは同じになる。総義歯の最終印象をボクシングして作った模型には、外形線など引かず、印象で採られた形がそのまま総義歯の形になるわけだから、印象自体が義歯の形になっていなければならない。Watt & MacGregor が執筆して日本歯科大学の小林義典先生が訳した『コンプリートデンチャーの設計』[1] に、辺縁封鎖について次のような一文がある。

　「義歯の辺縁は印象の辺縁によって決定すべきであり、技工士が模型上で勝手に決定してはならない」

　このように、最終印象では義歯そのものの形ができていなければならないので、概形印象もこれに準じた形になっていくことになる。

2．左右対称の形になる

　地球上に存在するものは、その重力に対抗するために左右対称の形になっている。車や船、飛行機、ヘリコプター、そして身近にあるコップ、ペットボトル、当然人間もである。ある解剖を専門とする先生が私に「人間の体は左右対称じゃないよ」とおっしゃったが、そのとおり。臓器は左右対称にはなっていないが、重量はほぼ左右で等しい。その程度の左右対称なのである。そこで、総義歯も左右対称になってくる。ということは、採られた印象の形も左右対称になってくるわけである。

3．辺縁は「おやまの法則」に準じている

　総義歯の辺縁は、「おやまの法則」を満たしていなければならない。

①「お」：辺縁は「折り返し地点」までいっていなければならない

②「や」：辺縁は「軟らかいところ」で終わらなければならない

　軟らかいところとは、可動粘膜部で終わるということで、付着歯肉の上で終わってはならない。

③「ま」：辺縁は「丸みを帯びて」いなければならない

しかし、これには例外がある。それは、上顎の後縁部と下顎のレトロモラーパッドの上、そしてそこから舌側に降ろす線は、丸みを帯びず薄く作られるところである。実は、ここは基本的に外形線を引く場所なのである。

4. 粘膜の形を採らないで顎骨の形を採る
── アルジネート印象は最終印象になるのか

概形印象の主たる目的は、模型上における診査・診断、治療計画の作成、そして個人トレーの製作ではないかと思う。しかし、実際の診療では、アルジネート印象を最終印象として総義歯を完成させていることが多いのも事実である。

先日、若い歯科医から、総義歯やパーシャルデンチャーをすべてアルジネート印象で採得しているのだが、それではよい義歯ができないのか、という質問を受けた。私は、個人トレーによるシリコーン印象が最善で、アルジネート印象が次善だとは思っていないと答えた。それぞれの長所や短所を考えたうえで、顎堤の状態を考慮した鑑別診断が大切なわけである。顎堤の状態がよければアルジネート印象で十分であるし、顎堤の状態によってはそれでは不可の場合もある。

顎堤の状態を診断する

では、顎堤の状態の何を鑑別診断するかというと、まずは付着歯肉、いわゆる不動粘膜の範囲である。付着歯肉だけでできている顎堤は、既製トレーとアルジネートだけで最終印象を行っても、十分に機能する総義歯ができると思う。かえって、シリコーン印象よりも優れているといえるかもしれない。というのは、付着歯肉がかなりの範囲にある場合は、誰が採っても同じ印象が得られるし、既製トレーとアルジネートであれば、偏った圧で採られる可能性が低いと思われるからである。さらに、アルジネート印象は、何といっても簡便かつ廉価であり、使い慣れている。使い慣れていることはとても重要で、歯科の仕事は手慣れることによって出来映えが上達する部分が多い。ただ、アルジネートの場合は、印象が採れたらただちに石膏を注入しなければならない。それを気をつければ、面もきれいであるし、精度も決して悪くない。

顎堤頂の移動と付着歯肉の減少

しかし、顎堤の吸収が進んでくると、アルジネート印象では採りきれないところが発生してくる。上顎は付着歯肉もさることながら、顎堤の頬側部から吸収してくるので、顎堤が狭くなってくる。下顎は顎堤が吸収してくると、顎堤の高さが減じるとともに付着歯肉がなくなり、ほとんどが可動粘膜になってしまう。ちょっと見では真っ平らな顎堤になり、場合によっては最も深いところが顎堤頂という症例もある。決してそうではなく、それなりに採ることは可能なのだが、これは既製トレーとアルジネートだけでは採れないことが起こる。このようになった場合は、顎堤粘膜の形、つまり頬や舌が動いたためにもち上がった粘膜の形を採るのではなく、顎骨の形を採るというか（横浜市で開業の加藤武彦先生は「骨面を採る」などと表現）、粘膜を骨に密着させた状態の印象を採りたいのである。これは積極的に形を作らないとできないことなのである（図1～3）。

パーシャルデンチャーにおいても、遊離端部は同じようなことがいえる。中間欠損のパーシャルデンチャーはアルジネートだけでよいのだが、遊離端部の顎堤吸収が進んで付着歯肉がなくなると、そこはアルジネートだけでは採れないことになってしまう。

それからもう一つ、顎堤の吸収が進み、上顎は顎堤が狭くなり、下顎は付着歯肉がなくなってくると、義歯内面と顎堤粘膜の密着性だけでは総義歯の維持安定は難しい。上顎は、顎堤が吸収した分をレジンの厚みで補い、下顎は義歯を押さえてくれる舌、そして頬筋が乗りやすい形を印象で採る必要がある。アルジネート印象では、模型上で外形線を設定せざるを得ないことになり、舌や頬筋が義歯に乗ってくる形、そして上顎前庭部の顎堤が吸収した分をレジンで補うその厚みを印象上に表現しなければならない。しかし、これはアルジネートではできないのである。

旧義歯がない場合は概形印象を採らないのか

もちろん、私の診療室にも義歯を失くしてしまっ

症例 1 顎堤の吸収が進んだ下顎

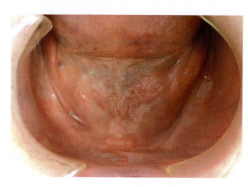

図❶　一見顎堤がないように見えるときは、印象によって顎骨の形を明確にするとともに、レトロモラーパッド部まで印象が採られている必要がある

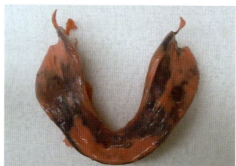

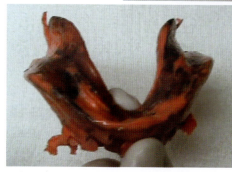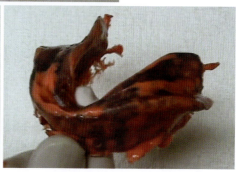

図❷　レトロモラーパッド部まで採られていれば、下顎の舌側の床縁を咬合面と平行にすることにより、レトロモラーパッド舌側部に義歯を安定させるための床縁ができる

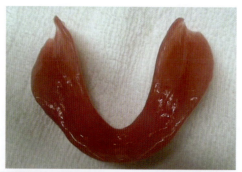

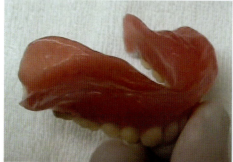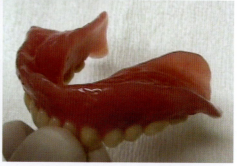

図❸　採られた印象形態と同じ形に義歯を完成させれば、顎堤吸収が進んだ症例でも下顎総義歯を口腔内で安定させることができる

症例❷ 「おやまの法則」に沿って総義歯辺縁を作っていく必要性

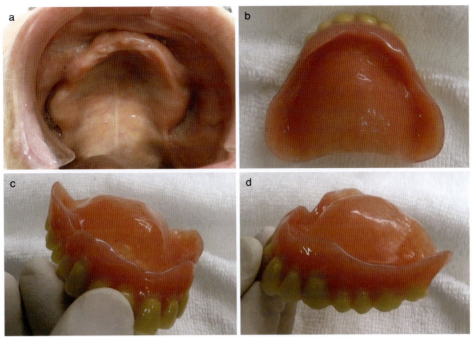

図❹　b〜dの旧義歯とaの口腔内の状態を照らし合わせて観察すると、旧義歯は「おやまの法則」の①を満たしていない

た方や残根のまま過ごして義歯の経験がない方が、総義歯の製作を希望して来院される。そういう方には、まずアルジネート印象から始めることになるのだが、本書で先生方が論じるようなアルジネート印象は採得しない。また、その模型で診療方針を検討することはない。なぜならば、前段で述べたようにアルジネートでは条件により採れないことがあるため、採れていない模型では配列位置も定まらない。よって、私は旧義歯がない場合でも概形印象は行わず、ほとんど採れていないスナップ印象から製作した模型上でレジン仮床を作り、蠟堤をつける。これを旧義歯をコピーしたものと考えて、臨床を進めていくのである。

上顎の仮床を、コピーデンチャーを改造する要領で直接改造し、その後、咬合平面を決めて下顎との咬合採得を行う。次に、下顎の床縁形態を作り、最終的に上下のウォッシュ印象を採る。決して概形印象や個人トレー印象を軽視しているわけではなく、総義歯臨床は咬合採得の後に印象を採得したほうがよいと考えており、それには咬合堤がついた旧義歯のコピーデンチャーが適しているからなのである

（図4〜6）。

印象か、咬合か

総義歯臨床が目指す第一目標は、まず、「痛くない」、「外れない」である。噛める、見栄えがよい、話しやすいなどもあるが、痛い・外れるがあると、そこまでいかない。いずれにしても、「痛くない」、「外れない」を最優先に考えなければならない。そのためには、適切な床辺縁の形と内面の適合が求められ、その第一ステップとして、概形印象が本書で論じられることになる。

しかし、総義歯の痛い・外れるは、内面の適合や辺縁形態の不備だけが原因ではない。咬合の不備も大きな要因になっている。すなわち、適合や義歯の形はよいのだけれども、咬合によって義歯が動かされ、結果的に痛くなって外れてしまうことが起こるわけである。この場合、内面が当たって粘膜が痛くなっているところは原因箇所ではなく、単に当たりが出た場所である。咬合を調整しないまま、その当たっている場所だけを削ったのでは、ただ内面の適合が悪くなるだけである。咬合が不備なために外れ

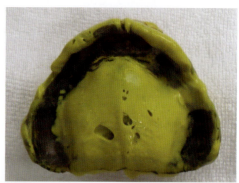
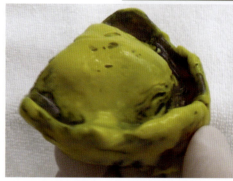
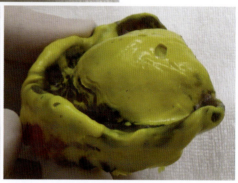

図❺ 総義歯は内面の適合とともに、「おやまの法則」に沿って辺縁の形が作られていなければならない。これをアルジネートによる概形印象で適切に求めることは難しい（だから概形印象なのだが……）。そこで、私はコピーデンチャーを利用して先に咬合採得を行い、その後に印象採得によって適切な辺縁形態を求めようとしているのである

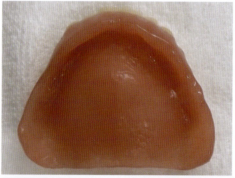
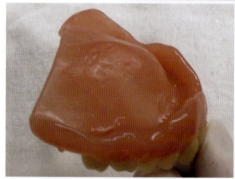
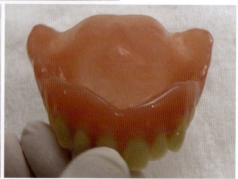

図❻ 印象で求められた辺縁形態を完成義歯に与えていく

る場合も同じで、「義歯が緩くなった」、「外れやすくなった」と言われたときに、咬合を調整しないまま裏装だけで解決しようとすると、かえって具合の悪い結果になることがある。

もちろん、顎堤の吸収によって内面の不適合が起こったり、時には義歯内面や辺縁の形態の不備により外れる・痛いということが起こった場合は、内面の削合または内面の裏装を行う。ここで、単にテクニックだけではなく、義歯粘膜面または辺縁形態なのか、それとも咬合面に原因があるのかを鑑別診断

症例❸　上顎前歯部にフラビーガムがある

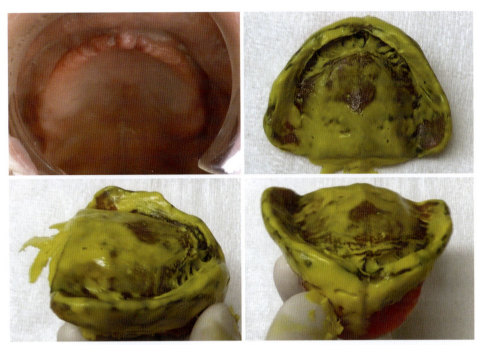

図❼　フラビーガムは浮動性粘膜であるが、そこに維持を求めるのではなく、その前庭部の辺縁形態を適切に作って維持させるようにする

する必要がある。市販の義歯安定剤の問題点もそこにある。つまり、義歯が外れる原因が咬合にあるかもしれないのに、すべて内面に原因があると自己診断をしてしまい、市販の義歯安定剤を使用してしまうことが問題なわけである。

印象と咬合のどちらが優先か、という議論がある。結論からいうとどちらも大切なのだが、決め手は咬合が握っている。どんなに内面の適合がよくても、辺縁形態が封鎖を確実にしていても、咬合には負けてしまう。義歯が動かされて外れ、痛くなってしまうわけである。それでも外れないようであれば、フラビーガムになってしまうのではないだろうか（図7）。すなわち、どんなに印象がよくても、咬合が悪いとダメだということになる。

では、印象は適当でよいのかというと、決してそうではない。印象が悪いと、基礎床がしっかりできないので咬合採得がうまくいかず、咬合関係をうまく作れない。総義歯は義歯を支える歯がないので、そういう面からの問題が発生しやすい。これは、下顎顎堤の吸収が顕著な症例にはとくにいえることである（図8〜10）。

動かないようにしたら、動かさないようにする

私は、総義歯をうまく作るコツをひと言でいうと、「動かないようにしたら、動かさないようにする」ではないかと思っている。義歯が動かないような印象が採れたら、義歯を動かさないような咬合を与える、という意味である。

先日、若い歯科医師から、義歯をピッタリ作ると痛みが発生しないか、という質問を受けた。臨床体験からそう感じるのであろう。それは、ピッタリ作ったから痛くなったのではないと私は思う。いままでよりも適合がよく、ピッタリできあがっているために、わずかな義歯の動きが粘膜面に当たりとして発生しやすくなっているわけである。したがって、印象を正確に採れば採るほど、咬合に気を配らなければならないことになる。「動かないようにしたら」、より注意深く「動かさないように」しなければならないわけだ。痛みの発生を心配して、義歯をピッタリ作ることに躊躇することはない。旧義歯は緩くて合っていなかったのである。咬合が悪くて義歯は動かされていたのだが、内面が合っていないので動い

症例4 下顎顎堤吸収が進み、
周囲粘膜が顎堤の上にかぶさるようになっている

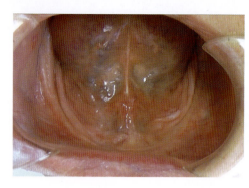

図❽　下顎顎堤は吸収の度合に目が向きがちであるが、顎堤の高低よりも付着歯肉がどのくらい残っているかを観察する必要がある。付着歯肉がなくなり、可動粘膜ばかりになると、適切な印象を採れないことがある

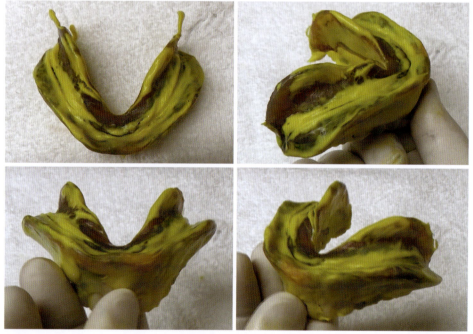

図❾　症例2および3のように、いわゆる「総義歯の形」を印象によって作っていけば、可動粘膜が骨面に密着した状態で自ずから印象が採得される

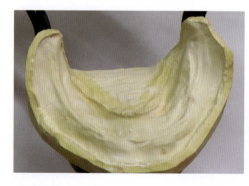

図❿　口腔内（図8）と比べると、可動粘膜が骨面に密着した状態で印象されていることが観察される

てしまい、痛くなかったのだ。ただ、外れるよりも痛いということは優先で、外れるなら義歯安定剤でごまかせるが、痛いのはどうしようもないので、そこはうまい患者対応が求められるところである。

咬合採得から始める

　私の総義歯製作の進め方は、コピーデンチャーを利用する。この方法の特徴は、印象採得を行わず、咬合採得から始まるところにある。コピーデンチャ

ーを咬合堤つき個人トレーとして咬合採得を先に行い、同時に印象も採得してしまうわけである。では、なぜ咬合採得が先かというと、そこには2つの大きな理由がある。

まず第一に、総義歯印象における個人トレーの位置づけの難しさである。総義歯の維持安定のためには辺縁の形態が大切になるが、その辺縁の形を作るために何度も個人トレーを出し入れすることになる。その際、パーシャルデンチャーではストッパーなどで位置を確定しやすいが、無歯顎の場合、入れるたびに異なるところにトレーを位置づける可能性があり、とくに顎堤吸収が進んでいる下顎印象では顕著である。これを防止するために、私は個人トレーに咬合堤様のものをつけて先に咬合採得を行い、その後に辺縁形態を作っていく。コピーデンチャーであれば人工歯部があるので、必ず同じ位置にトレーを位置づけることができる。これがまず第一の利点である。

第二に、コピーデンチャーを使用すれば、咬合採得時の基礎床の浮き上がりを防止できるという利点がある。どんなにすばらしい印象が採られていても、無歯顎はその名のとおり維持する歯がないので、とくに下顎顎堤吸収が進んでいる症例では基礎床の維持・安定が難しい。さらに、咬合採得時に咬合堤である蝋堤を軟化して咬合させると、基礎床が浮き上がったり回転したりする可能性があり、それが見えないこともある。そのような点からも、著名な臨床家が咬合採得時にまず注意を払っているのは、基礎床の維持・安定である。

加藤武彦先生（横浜市開業）に義歯安定剤についてご意見をうかがったことがある。そのときの答えは「義歯安定剤？　使ってるよ。ファストンっていう粉のやつあるだろ。咬合採得のとき、基礎床の維持が悪いときに使うんだよ。基礎床が安定しないと、咬合採得がうまくいかないんだぞ」であった。

中尾勝彦先生（広島県開業）の著書、『無痛デンチャーの臨床』[2]のなかにも、咬合採得時に基礎床の安定が悪いと、粉末義歯安定剤であるファストンの写真が載っていて図説されている。

河原英雄先生（大分県開業）は『「かみつきがいい」入れ歯』[3]のなかで、「特に下顎の吸収が顕著な場合、バイトワックスをかみ込む際に下顎義歯がどうしても滑ってしまうことがある。このようなケースでは、義歯安定剤の使用が有効である」として、新ポリグリップの使用を勧めている。

Dr. E Pound は著書のなかで、咬合採得時に「もし必要なら粉末義歯安定材を用い、口腔内で下顎の床を安定させる」と書いている。名人・達人といわれる臨床家が、基礎床の維持安定にいかに注意を払っているかが推察される。

これらのことに対処するために、コピーデンチャーを利用した方法において、私は初めに上顎の基礎床を直接法で改造している。これによって改造された上顎の床縁形態が、最終的には印象面にもなるのである。ここではまず、上顎の基礎床を直接法で維持安定させると考えていただきたい。そして、ここで動かなくなった上顎のコピーデンチャーに対して、下顎のコピーデンチャーで咬合採得を行うのである。その後、下顎の辺縁を直接法で改造し、下顎の形態を作っていくのである。

私のやり方は、旧義歯を直接改造していく方法をとらずに旧義歯をコピーデンチャーにして、それを口腔内で直接改造していく。この方法は、いわば直接口腔内で新義歯を作っていくようなやり方なので、印象採得・咬合採得の時点でこの義歯の難易を判定できる利点がある。概形印象を採得してその模型上で診断することは重要であるが、アルジネート印象では採得できないような顎堤の状態が増えている。よって、旧義歯があればコピーデンチャーを作り、咬合採得を先にし、その後に印象採得を行ったほうが、いわゆる難症例といわれるものに対処しやすいのではないかと考えている。

【参考文献】
1）Watt DM, MacGregor AR：コンプリートデンチャーの設計. 小林義典, 他（訳）, 医歯薬出版, 東京, 1979：74.
2）中尾勝彦：無痛デンチャーの臨床. 医歯薬出版, 東京, 2002.
3）河原英雄：「かみつきがいい」入れ歯. 生活の医療社, 東京, 2016.

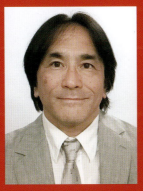

Chapter 4
解剖学的見地から見た概形印象

神奈川歯科大学大学院 口腔科学講座 歯科形態学分野　松尾雅斗

概形印象や義歯床縁決定に必要な解剖学的チェックポイントを選び、口腔内、印象面、義歯に加えて解剖剖出写真を使って解説した。口腔周囲の解剖学構造をイメージして正確な概形印象を得ることで、よりよい形態と機能を有する義歯製作へと繋がることを期待したい。

4 解剖学的見地から見た概形印象

ヒトは歯を失うことで顎顔面に大きな形態学的変化が生じる。それは、単に加齢による変化よりも大きい。図1aは歯を有する頭蓋骨の写真である。顎骨には、歯根が植立されている部分に歯槽骨が存在する。一方、図1bは無歯顎の頭蓋骨の写真であるが、歯の喪失とともに歯槽骨は失われている。

全身の骨と筋は運動器と呼ばれ、四肢の骨は手足の屈曲・伸展に働く長管骨とともに機能を営んでいる。顎顔面では、顎骨と同時に咀嚼筋や舌骨上筋が下顎運動を行う。それに加えて、歯根が植立されている歯槽骨は、咀嚼に働くという2つの機能を有する人体のなかでも非常に複雑な器官である。加齢によって顎骨は吸収するが、歯を失って歯槽骨が形態変化することで、その機能は大きく低下する。このように、すべての歯を失った顎骨から咀嚼機能を回復させるのが、総義歯の役割である。

総義歯は、単に骨や粘膜上に乗っているだけではない。骨の形態や周囲の筋の機能を知らなければ、総義歯製作を成功へと導くことは困難である。とくに、概形印象は口腔の硬組織だけではなく、周囲の軟組織の機能と密接にリンクしている。そこで、上下顎別に総義歯製作に必要な解剖学的チェックポイントを選んだ（表1）。

印象採得や義歯床縁決定に必要な解剖学的構造物にはさまざまなものがある。これらは、おもに口腔周囲に存在する軟組織や筋、骨が大部分である。印象に関しては、とくに筋の運動や機能を知ることが必要となってくる。総義歯に関する成書や論文を読むと、数多くの造語やエビデンスに基づかない解剖学用語を使うことで、総義歯の製作がさらに困難さを増している例も見受けられる。本項ではマニアックな用語を避け、歯科医師としての共通言語である人体に存在する解剖学用語を記載することで、患者の利益に繋げたいと考えている。

図2には、総義歯製作に必要な解剖学的チェックポイントを図示した。これを、口腔内写真・印象面・総義歯とともに、剖出写真で供覧する。

■ 上顎総義歯の印象にかかわる解剖学的構造物

上顎の口腔内写真（図3a）、印象面（図3b）、総義歯（図3c）を示す。口唇・頬と歯列の間には、2ヵ所の粘膜ヒダが存在する。①の上唇小帯は、上顎正中梨状口直下にある可動性の粘膜ヒダで、口唇や歯槽粘膜、歯肉と結合している。上方では、鼻筋や口輪筋の一部の筋束と繋がることもある。義歯床縁と接触することで疼痛を感じたり、組織の損傷を

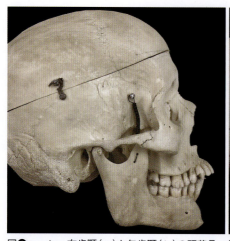 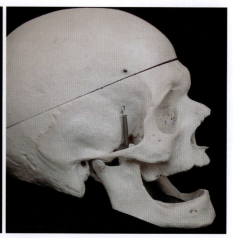

図❶a、b　有歯顎（a）と無歯顎（b）の頭蓋骨。無歯顎では、歯を植立する歯槽骨が消失している

表❶ 上下顎総義歯製作に必要な解剖学的チェックポイント

上　顎	下　顎
①上唇小帯	ⓐ下唇小帯
②頰小帯	ⓑ舌小帯
③ハーミュラーノッチ	ⓒ頰小帯
④上顎結節	ⓓオトガイ棘
⑤口輪筋	ⓔレトロモラーパッド
⑥頰筋	ⓕ舌下腺（舌下ヒダ）
⑦口蓋帆張筋	ⓖオトガイ筋
⑧側頭筋	ⓗ顎舌骨筋（線）
⑨切歯乳頭	ⓘオトガイ舌筋
⑩口蓋縫線	ⓙ口輪筋（上顎⑤）
⑪横口蓋ヒダ	ⓚ頰筋（上顎⑥）
⑫口蓋隆起	ⓛ上咽頭収縮筋
⑬口蓋小窩	ⓜ翼突下顎縫線（ヒダ）
	ⓝ咬筋
	ⓞ下顎隆起（図8）

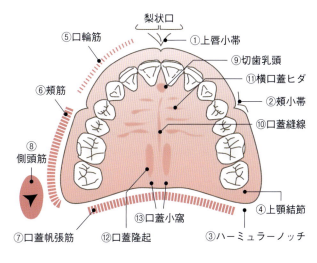

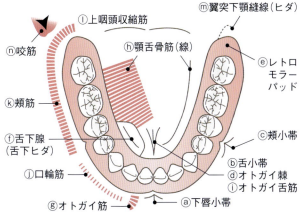

図❷　概形印象・総義歯製作に必要な解剖学的チェックポイント

生じたりするため、その運動域を確実に印象し、義歯床縁に切り込みを入れなければならない部位である。

②は上唇小帯と同様に小帯で、頰小帯または下顎と区別して、上頰小帯とも呼ばれる。小臼歯部の歯肉境移行部や歯槽粘膜に1～2個存在する結合組織である（後述、図5a、b）。この末端は口角挙筋やモダイオラスに続くため、上唇小帯同様に運動域の印象が必要となる。

③はハーミュラーノッチ（翼突上顎切痕）で、上顎骨と蝶形骨翼状突起間の切れ込みを指す。**図4a**の頭蓋骨の写真で解説すると、前方に上顎骨の上顎結節、後方に蝶形骨翼状突起があり、その間の切れ込みがハーミュラーノッチとなる。この上顎第3大臼歯後方の上顎骨の膨らみを、上顎結節（④）と呼ぶ。この部に近接して内側翼突筋や外側翼突筋など下顎運動を司る咀嚼筋が存在するが、印象採得時には直接的な影響を及ぼすことは少ない。また、さらに上方には翼口蓋窩と呼ばれる水滴上の骨腔が存在し、中には神経や血管が複雑に分岐する。咬合面から観察してみると（**図4b**）、上顎結節は上顎骨最後方に存在し、ハーミュラーノッチは上顎骨と口蓋骨、蝶形骨の境界にあることがわかる。

図4cは、顎顔面を表層から剖出して口腔周囲の筋を示したものである。前歯部唇側の口唇周囲を取り囲む輪状の筋は、口輪筋（⑤：下顎ⓙ）である。口唇を突出させるのと同時に、前歯部で切断した食物を口腔外にこぼれ落ちるのを防ぐ働きがあり、義歯の維持に働く筋の1つである。口輪筋に連なって臼歯部頰側を取り囲む筋が、頰筋（⑥：下顎ⓚ）である。この筋は、臼歯部ですりつぶした食物を舌とともに食塊にする重要な働きを担う。口輪筋同様、総義歯の維持に働く筋の1つである。この2つの筋が、口唇と頰を構成する（図3a⑤、⑥）。安定した総義歯の維持を目指すとき、この筋の運動領域の印象（図3b）は重要で、完成した義歯のよし悪しに直結する（図3c）。

義歯床の後縁に一致する硬口蓋部を解剖学的にみると、口蓋骨の後縁は彎曲し、正中の突出した部分が後鼻棘、すなわちセファログラムでのPNS点となる(図4b)。ここに付着する筋は、口蓋帆張筋(⑦)と呼ばれる軟口蓋を構成する筋の1つで、軟口蓋を側方に引く筋である。

正中断した剖出写真でみると（図4d）、硬口蓋部に位置する義歯の後方に、軟口蓋を構成する筋が

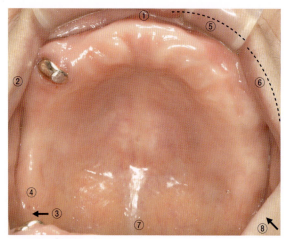
a：口腔内写真

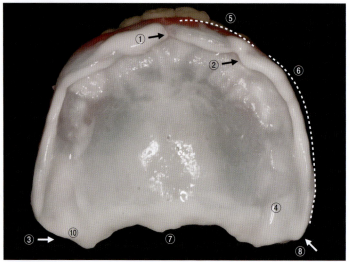
b：印象面

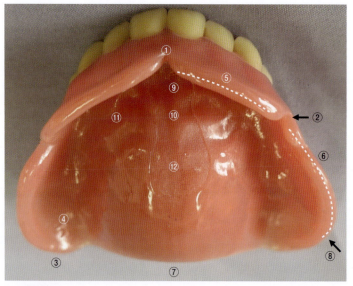
c：総義歯

①上唇小帯	⑥頬筋	⑪横口蓋ヒダ
②頬小帯	⑦口蓋帆張筋	⑫口蓋隆起
③ハーミュラーノッチ	⑧側頭筋	⑬口蓋小窩
④上顎結節	⑨切歯乳頭	
⑤口輪筋	⑩口蓋縫線	

図❸ a〜c　上顎総義歯製作に必要な解剖学的チェックポイント

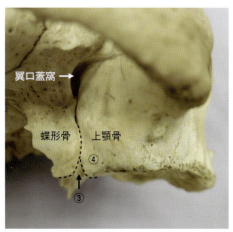
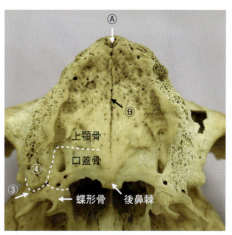

a：無歯顎症例の顔面骨側面。上顎骨（上顎結節、④）と蝶形骨の境界に、ハーミュラーノッチ（③）が存在する

b：無歯顎症例の咬合面観。上顎歯列弓側方に上顎骨と口蓋骨、後方に蝶形骨が存在する。ハーミュラーノッチ（③）、上顎結節（④）、切歯窩（Ⓐ）、正中口蓋縫合（Ⓑ）

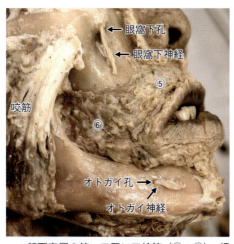
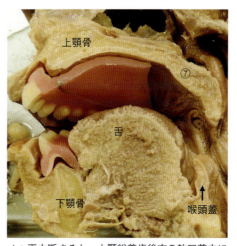

c：顔面表層の筋。口唇に口輪筋（⑤：ⓘ）、頬に頬筋（⑥：ⓚ）、そこに接続する上咽頭収縮筋でバクシネーターメカニズムを構成する。頬筋後部の外表を、咬筋前縁が覆っている

図❹ a〜d　解剖剖出症例

d：正中断すると、上顎総義歯後方の軟口蓋内に口蓋帆張筋（⑦）が存在する

存在する。この筋の可動部の最前方部が、いわゆるアーラインと考えられている。また、この筋の左右側には軟口蓋を上方へ引く口蓋帆張筋が存在し、嚥下時の鼻咽腔閉鎖に働く。下方は軟口蓋を下げる口蓋咽頭筋と口蓋舌筋が接続することから、総義歯の後部は嚥下にも重要な働きをすることがわかる。その他の筋として、側頭筋（図３⑧）の副次的な作用が挙げられる。側頭筋は、筋突起と側頭窩に付着する咀嚼筋の１つで、おもに閉口運動に働く。噛みしめ時の収縮や側方運動時に頬筋後部を圧迫することで、総義歯の離脱に働くことがある。

　口蓋表層の軟組織には、特異な形態をしたヒダが存在する（図５）。上顎切歯舌側に存在する軟組織の隆起は切歯乳頭（⑨）で、切歯窩（図４ｂⒶ）から出る鼻口蓋神経や動脈を覆っている部分に一致する。硬口蓋中央の前後方向に存在する粘膜ヒダは、口蓋縫線（⑩）である。正中口蓋縫合（図４ｂⒷ）上にあり、胎生期に口蓋突起が癒合した痕跡と考えられ、骨上に存在するので、被圧変位量が少ないといわれている。横口蓋ヒダ（⑪）は、口蓋縫線から左右に走行する数本の粘膜ヒダで、この部分の下層は脂肪組織に富んでいて被圧変位量が大きい。稀に、硬口蓋に口蓋隆起（⑫）と呼ばれる骨の隆起が出現することがある。口蓋縫線の後方に、口蓋腺の開口部である小さな凹みの口蓋小窩（⑬）が存在することがある。この部位は、硬口蓋の後端と一致してい

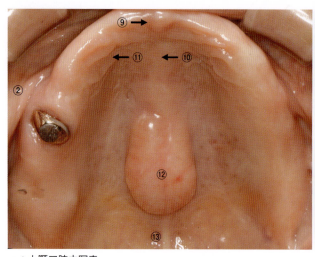
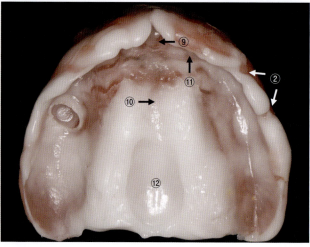

a：上顎口腔内写真　　　　　　　　　　　　　　b：同、印象面

図❺a、b　口蓋表層の軟組織。頰小帯（上頰小帯、②）、切歯乳頭（⑨）、口蓋縫線（⑩）、横口蓋ヒダ（⑪）、口蓋隆起（⑫）、口蓋小窩（⑬）

るといわれている。

■ 下顎製作の印象にかかわる解剖学的構造物

　下顎にかかわる構造物を、**図6a～d**に示す。下唇小帯（ⓐ）は下顎口腔前庭正中にある粘膜ヒダ（図6a）で、口唇や歯槽粘膜、歯肉と結合している。移動量が大きい部位であるため、印象面（図6b）ではその移動量が印記され、義歯床縁（図6c）では軟組織に当たらないように切れ込みが入った状態になる。

　舌小帯（ⓑ）は、下顎舌側歯槽粘膜と舌下面を結ぶ結合組織のヒダ（図6a）である。下唇小帯と同様に舌運動に伴って移動するため、印象面（図6b）ではその移動量が印記され、義歯床縁（図6c）では切れ込みが入る。

　下顎も頰小帯（下頰小帯、ⓒ）が存在する。この小帯は上顎にみられるものと同様で、小臼歯部の歯肉境移行部に存在する結合組織である。この末端は、口輪筋や頰筋の線維に続く場合がある。そのために、筋の収縮に左右されないような印象採得と、義歯床縁の製作が必要となる。

　オトガイ棘（ⓓ）は、下顎骨内面正中に位置する骨の小突起（図6a）で、ここにはオトガイ舌骨筋とオトガイ舌筋（ⓘ）が付着する。大きな舌運動は舌骨舌筋の移動が生じるため、舌筋の移動が印記された印象採得と義歯床縁（図6b、c）の製作が必要となる。

　レトロモラーパッド（ⓔ）という言葉は臨床でよく使われるが、いわゆる臼後三角に値する位置を指す（図6a）。この部には歯が存在しないため、歯を喪失して歯槽骨が吸収してもここより後方は吸収が少ないので、ここを義歯床の後縁の目標とする。この粘膜下には、小唾液腺である臼歯腺などが存在する。この前方の臼歯が喪失して吸収した部位がバッカルシェルフ（頰棚）と呼ばれ、平坦で安定した骨形態を有する。

　舌下腺（ⓕ）は、舌下粘膜と顎舌骨筋と下顎骨内側面の間に存在する大唾液腺の1つである。顎舌骨筋の緊張時に開口部の舌下ヒダとともに位置が移動することがあるので、印象時に確認し、義歯床縁の製作には注意を要する部位の1つであると考えられる。

　オトガイ筋（ⓖ）は、下顎骨外面オトガイ結節に付着する表情筋で、下唇を形成する表情筋の1つである。起始部が下顎骨体中央部に存在するので、収縮すると口腔前庭を浅くする働きがある。筋の緊張がないリラックスした状態で、明確な印象を採得しなければならない部位である。

　顎舌骨筋（ⓗ）は、舌下部と顎下部を分ける薄い筋で、口腔の横隔膜とも呼ばれる。歯槽骨の吸収により、顎舌骨筋線（図6d）は上方に移動するため、印象や義歯床の設定に注意しなければならない、最

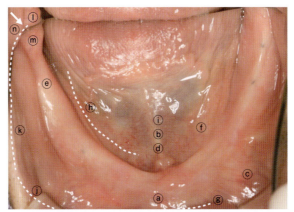

a：口腔内写真

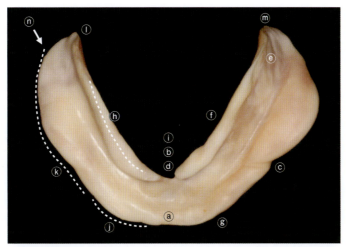

b：印象面

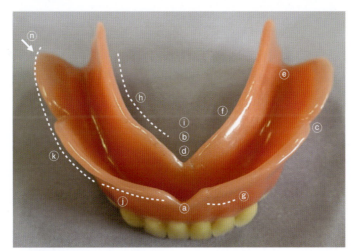

c：総義歯

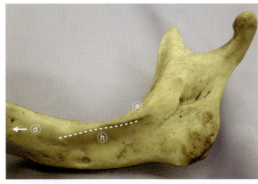

d：下顎骨内面

ⓐ下唇小帯	ⓘオトガイ舌筋
ⓑ舌小帯	ⓙ口輪筋（上顎⑤）
ⓒ頬小帯	ⓚ頬筋（上顎⑥）
ⓓオトガイ棘	ⓛ上咽頭収縮筋
ⓔレトロモラーパッド	ⓜ翼突下顎縫線（ヒダ）
ⓕ舌下腺（舌下ヒダ）	ⓝ咬筋
ⓖオトガイ筋	ⓞ下顎隆起
ⓗ顎舌骨筋（線）	

図❻a〜d　下顎総義歯製作に必要な解剖学的チェックポイント。下顎骨内面では、歯槽骨の吸収によって顎舌骨筋線が上方に移動していることがわかる

135

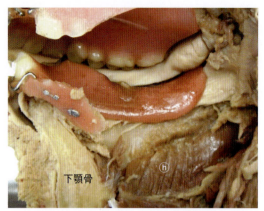

a：正中断すると、顎舌骨筋（ⓗ）が観察される

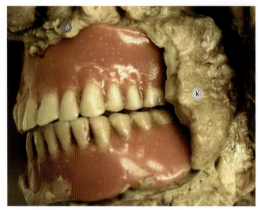

b：下顎総義歯と口輪筋（ⓙ）、頬筋（ⓚ）

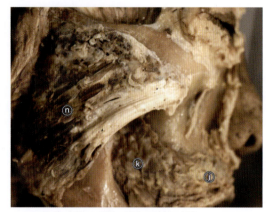

c：口輪筋（ⓙ）、頬筋（ⓚ）、咬筋（ⓝ）

図❼a〜c　口腔周囲に存在する筋

も重要な部位の1つである。また、開口筋である顎舌骨筋は、嚥下時にも収縮する。そのため、嚥下運動によって義歯床縁が接触することがあるので、その移動が印記された明確な印象が要求される。図7aの剖出写真では、歯槽骨が吸収した下顎骨上にある顎舌骨筋（ⓗ）と義歯床縁が近接していることがわかる。

オトガイ舌筋（ⓘ）は、外舌筋の1つである。下顎骨内面の正中にあるオトガイ棘（ⓓ）に付着する。舌を大きく動かすことにより、舌小帯（ⓑ）の位置を変えることがある。

口輪筋（ⓙ：上顎⑤）と頬筋（ⓚ：上顎⑥）は、咀嚼に関与する表情筋で、義歯の維持に働く筋である。上下顎ともに、この部位の明確な印象が求められることは先に述べた。図7bでは、義歯床の頬側に接する頬筋（ⓚ）とその前方にある口輪筋（ⓙ）の一部が観察され、唇・頬側から総義歯を保持していることがわかる。

上咽頭収縮筋（ⓛ）は、頬筋から連なる嚥下にかかわる筋の1つである。口輪筋や頬筋、上咽頭収縮筋が一体となって舌と拮抗し、歯列の保持や咀嚼機能の保全を行うバクシネーターメカニズムとして働く。

翼突下顎ヒダ（ⓜ）は、最後臼歯後方の臼後三角後方に存在するヒダで、内部は頬筋と上咽頭収縮筋の境界にあり、靱帯である翼突下顎縫線で構成される。義歯床縁を後方に伸ばすと接触する可能性があるため、印象の必要な部位の1つである。

咬筋（ⓝ）が直接的に義歯に当たる可能性は、解剖学的には少ない。しかし、咬筋前縁が頬筋の後部を覆っているため（図7c）、咬筋が収縮すると頬筋を圧迫し、義歯の偏位を起こすことが知られている。印象採得時に咬筋を緊張させて、その印象が採られたものを咬筋圧痕と呼ぶことがある。

下顎隆起（ⓞ）と呼ばれる骨隆起が、下顎骨側面にみられることがある（図8a、b）。これは、圧が集中した部位に起こる外骨症の1つであるといわ

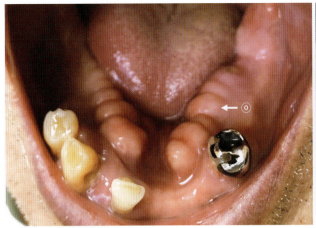
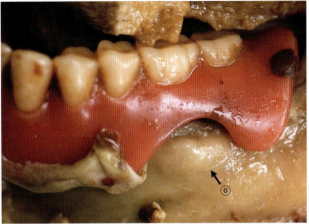

a：口腔内写真　　　　　　　　　　　　　　　b：下顎総義歯と下顎隆起

図❽　下顎隆起（◎）を示す口腔内写真（a）と解剖剖出写真（b）

れるが、明確な原因はわかっていない。

■

　以上、適切な概形印象を行い、よりよい総義歯を製作するための基本的チェックポイントを解剖学的見地から解説した。第一に、粘膜など表層から観察できる構造物、次にX線や触診で診察できる骨の変化は、当然行わなければならない最低限のチェックポイントであろう。困難なのは、印象採得を行う際に表層から見ることができない構造物の筋である。総義歯の保持や安定に働くのは口輪筋と頰筋、逆に離脱に働く可能性のある筋は顎舌骨筋とオトガイ筋、口蓋帆張筋である。これらの筋の付着部位と運動領域を判断したうえで正確な概形印象を採得することで、よりよい形態と機能をもつ総義歯の製作へと繋がることが期待される。

本章で示された一部の解剖症例は、神奈川歯科大学歯学部学生実習によるものであり、献体された神奈川歯科大学白菊会会員の方々に深甚なる感謝の念を捧げるとともに、日本解剖学会ガイドラインを遵守し、神奈川歯科大学倫理委員会の承認を受けたものであることを記す（神奈川歯科大学研究倫理審査委員会 367号）。また、症例写真は前畑 香先生のご厚意により提供されたものである。

Chapter 5
有歯顎概形印象採得法の基本が無歯顎概形印象を成功に導く

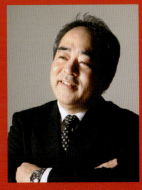
Katsushi TAMAKI

神奈川歯科大学大学院 全身管理医歯学講座 顎咬合機能回復補綴医学分野　玉置勝司

無歯顎者の概形印象の基本は、まず、有歯顎者の印象採得の操作が適切に行え、歯列だけではなく周辺の解剖学的ランドマークを含めて採得する意識が日ごろから必要である。そして、何よりも重要なのは、印象採得時に患者に不安を与えないことである。スムーズな術者の手捌きと声かけが、患者をリラックスさせる。

5 有歯顎概形印象採得法の基本が無歯顎概形印象を成功に導く

■ 有歯顎者の印象に必要な解剖学的ランドマーク

本書は、無歯顎患者の概形印象をテーマにしているが、有歯顎患者の概形印象についても解剖学的ランドマークを認識しながら、それらを確実に採得することが重要である（図1）。

1．歯列

上下顎歯列における個々の歯の形態と状況、歯列弓の形態を確認する。

嵌合状態は、中心位咬合と咬頭嵌合位のズレの有無を確認し、ズレが確認された場合には、フェイスボウと中心位咬合（あるいは中心位）のインターオクルーザルレコードを採得し、咬合器に上下顎歯列模型を付着することを推奨する。

2．小帯

有歯顎患者の印象では、小帯が重要になる場合は少ない。しかし、上・下唇小帯や頬小帯、舌小帯の付着状態・方向を確認し、できるだけ採得するように心がけることが重要である。ブリッジのポンティック、部分床義歯のⅠバーやリンガルバーの設計では、小帯の位置を十分に考慮しなければならない。

3．ハミュラーノッチ

上顎結節の後方で翼突鉤の手前にある切痕をいい、さらにその後方は翼突下顎縫線（ヒダ）として下顎に移行する。遊離端欠損症例における義歯床後縁の位置の設計では、重要なランドマークになる。

4．レトロモラーパッド

下顎歯槽頂の後方に位置するラグビーボール状の豊隆で、無歯顎者では明確な形状を呈し、臼後結節、臼後三角ともいう。前方1/3は線維性組織、後方2/3は唾液腺（臼後腺）で構成される。無歯顎でも吸収が少ないので、総義歯の下顎仮想咬合平面を設定する際の基準となる、重要なランドマークである。

5．口蓋小窩

口蓋の正中線の後方に左右対称にある窪みで、硬口蓋の後縁と一致するため、義歯床後縁の位置決定に参考となるランドマークである。しかしながら、その出現頻度は約53％で、不明な場合も多い。

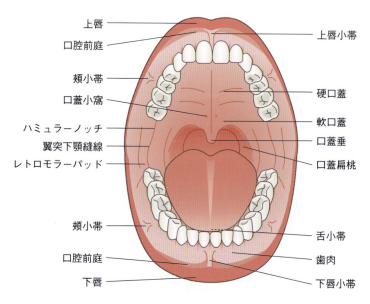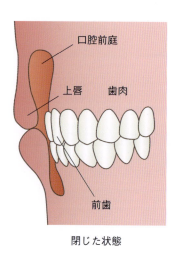

図❶　口腔内の構造

140

■ 上顎の概形印象

①挿入

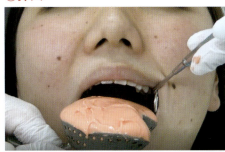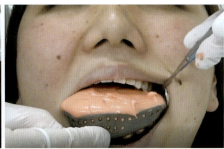

図❷　患者はほぼ水平位（上顎歯列が床とほぼ垂直）にし、最後方歯を見やすくしておく。術者は患者の10〜12時のポジションから、左手に持ったミラーで患者の左側口角を広げ、右手に持ったトレーの右側から、斜めに回転させながら挿入していく

②トレーの後方部・前方部圧接

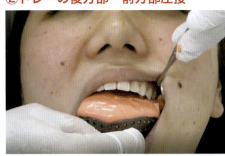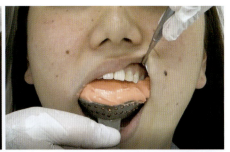

図❸a　トレーの後方部圧接。口腔内でトレーを回転させ、患者の人中（あるいは上唇小帯）とトレーの柄を一致させる。トレー左右の後方部を左右臼歯部後方に位置づけ、最初に後方部のみを圧接していく。ミラーで上唇を上方に排除し、トレー前方部に印象材を移動させるようにする

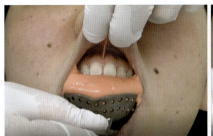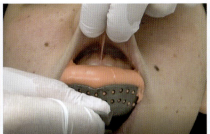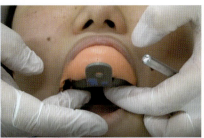

図❸b　トレーの前方部圧接。ミラーを持ったまま、左手の親指と人差し指で口唇をしっかりと持ち、口腔前庭を十分に拡げておく。後方歯に当てたトレーを少し前方に出しながら回転させるように圧接し、印象材が口腔前庭部に流れることを確認する。トレーを少し前方に出しながら、回転させるように前歯部にトレーを被せていく。その後、12時のポジションから、両手の人差し指でトレーの臼歯部を均等に圧接する

■ 有歯顎者の印象術式

1．トレーの選択と試適

前歯切縁からレトロモラーパッドまでの長さを参考に、有歯顎用トレーを選択する。

2．準備するもの

- アルギン酸印象材
- 練和水
- ラバーボウル
- 印象材練和用スパチュラ
- ミラー
- プライヤー
- ソフトワックスあるいはユーティリティワックス
- テクニコールボンド（ジーシー）
- タイマー

3．印象採得成功のための術式「フォー・ステップ」

上下顎の概形印象のステップを図2〜12に示す。

③翻転（反転）

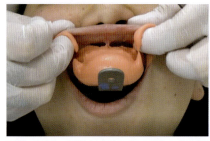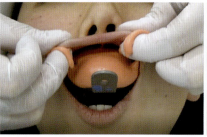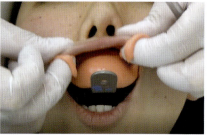

図❹ 両手の親指と人差し指で左右の上口唇をしっかりと持ち、大きく外側に翻転（反転）させ、口唇をトレーの前歯部に被せていく

④再圧接、再翻転

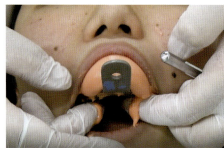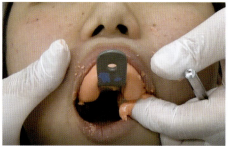
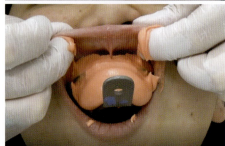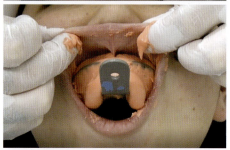
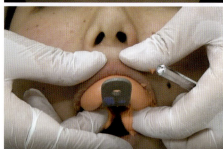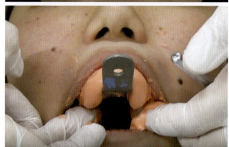

図❺a 翻転によってトレーが若干浮き上がってくるため、再度両手で臼歯部を圧接する。この後再翻転させ、鼻下部、頬部を上から下にマッサージする

図❺b さらに再翻転させ、圧接する。③・④を2〜3回繰り返す。その後、タイマーをスタートさせ、両手で固定して約2分間硬化を待つ

⑤撤去

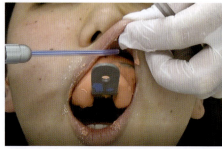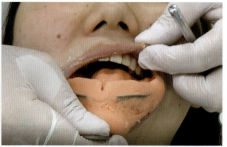

図❻ タイマーで印象材の硬化に必要な設定時間を守り、撤去時間を一定にする。口腔前庭の歯肉頬移行部にスリーウェイシリンジで水を噴霧する。最初にトレーの後方部を下方に下げ、離脱を感じたら、前歯部を一気に撤去する。歯列弓が確実に含まれているか、小帯、口腔前庭、頬側部、ハミュラーノッチ、翼突下顎縫線（ヒダ）、口蓋最深部、口蓋後縁部まで採得されているかを確認する

■下顎の概形印象

①挿入

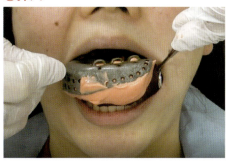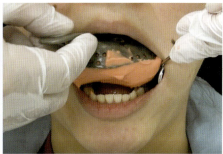

図❼　患者をほぼ水平位（開口時の下顎歯列が床と45°程度）にし、下顎歯列の咬合面がはっきり見えるポジションにしておく。術者は患者の10時のポジションから、左手に持ったミラーで患者の左側口角を拡げ、右手でトレーの右側から斜めに挿入していく

②トレーの後方部・前方部圧接

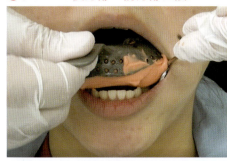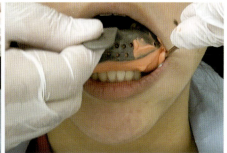

図❽a　トレーの後方部圧接。口腔内でトレーを回転させ、患者の下唇小帯とトレーの柄を一致させる。トレーの左右後方部を左右臼歯部後方に位置づけ、最初に後方部を圧接していき、前方部に印象材が移動するようにしておく。トレー前歯部のメタル辺縁が下顎前歯切縁を十分に覆える位置にしておく

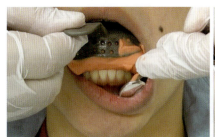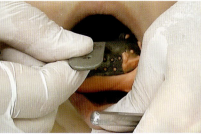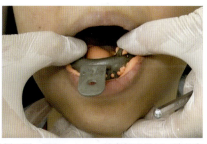

図❽b　トレーの前方部圧接。ミラーを前方に回して、下口唇を左手の親指と人差し指で外側に引っ張り、トレー前方部辺縁が口腔前庭に入りやすいようにし、口腔前庭に印象材が流れるスペースを確保しておく。後方歯に当てたトレーを前方歯に向かって圧接し、印象材を前方に移動させ、それを口腔前庭部に流れるようにする。その後、臼歯部を圧接する

③翻転（反転）

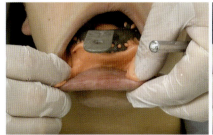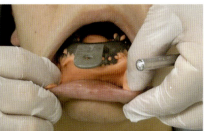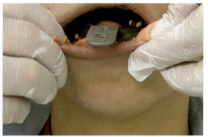

図❾　左手にミラーを持ったまま両手で左右の下口唇を持ち、大きく外側に翻転（反転）させ、口唇をトレーの前歯部に被せていく

143

④再圧接、再翻転

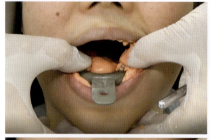
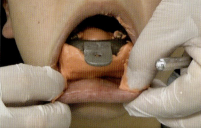
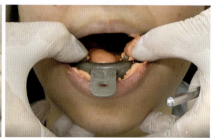
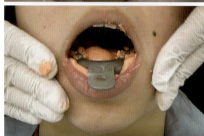
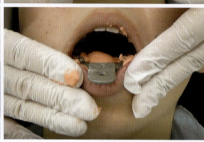

図⓾　翻転によってトレーが若干浮き上がってくるため、再度両手の親指で臼歯部を圧接する。さらに下唇を翻転させ、トレーを圧接する。この後、左右の頬部を下から上にマッサージする

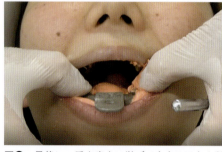
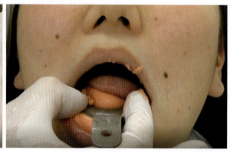

図⓫　最後に、舌を真上に挙げて左右の口角を舐めた後、舌尖をトレーの柄に乗せるように指示する。③・④を2〜3回繰り返す。その後、タイマーをスタートさせ、両手で固定して約2分間硬化を待つ

⑤撤去

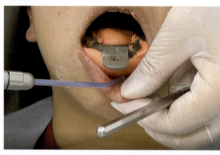
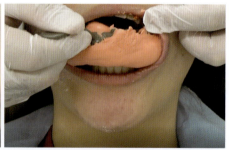

図⓬　タイマーで印象材の硬化に必要な設定時間を守る。口腔前庭の歯肉頬移行部に水を噴霧した後、口を閉じた状態にする。術者が臼歯部トレーの頬側辺縁部を保持し、「そのまま、お口を開けてください」と指示して患者自身でトレーから下顎を抜くように撤去する。歯列弓、各小帯、レトロモラーパッド、翼突下顎縫線（ヒダ）まで採得されていることを確認する

■ 有歯顎者と無歯顎者の模型の比較

　有歯顎の模型であっても、歯列だけではなく、無歯顎の模型の解剖学的ランドマークが正確に表現されているか、確認しておくことが重要である（図13、14）。

①歯列、顎堤
②小帯
③ハミュラーノッチ、翼突下顎縫線
④レトロモラーパッド、翼突下顎縫線

■ これからの口腔内の印象術式

■光学印象法

　光学印象とは、形成された窩洞や支台歯形態、隣

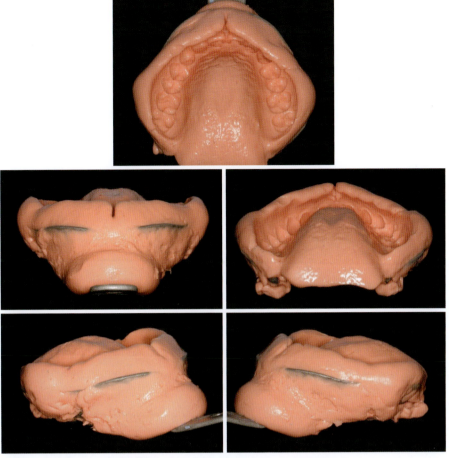

図❸a　有歯顎者の上顎概形印象

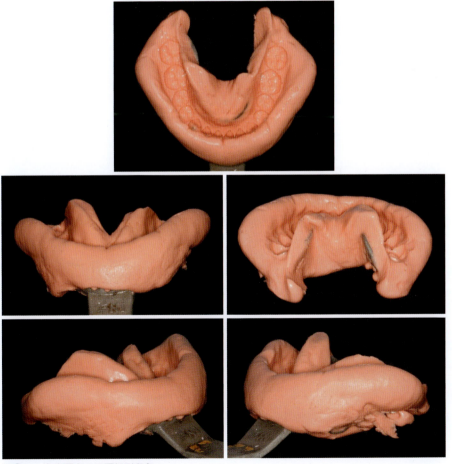

図❸b　有歯顎者の下顎概形印象

145

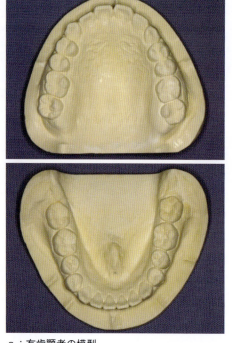
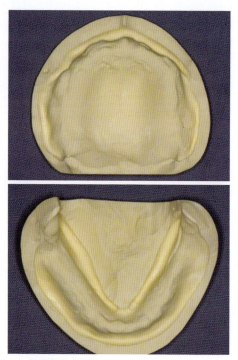

a：有歯顎者の模型　　　　　　　　　　b：無歯顎者の模型
図⓮a、b　有歯顎者と無歯顎者の模型の比較

在歯の情報を、レーザーなどの光によって口腔内で直接計測する印象採得の一方法である。

現在、光学印象を用いたCAD/CAMシステムによって歯冠系の修復物や補綴装置の製作が行われている。将来的には、術前に患者の口腔内の模型を光学印象法によって採得し、その場ですぐに口腔内の3D画像を患者説明に用いられるようになるであろう（図15）。

1）有歯顎の場合（上下嵌合位の写真：図16）

- 上顎：咬合面、頰側面、舌側面、上唇小帯、頰棚小帯、口蓋の一部
- 下顎：咬合面、頰側面、舌側面、下唇小帯、頰棚小帯、舌小帯
- 中心位あるいは咬頭嵌合位の状態

2）無歯顎の場合（図17）

- 上顎顎堤粘膜
- 下顎顎堤粘膜

3）将来展望

このように、光学印象法によって無歯顎者の顎堤粘膜も採得可能である。対向関係は、この時点では記録できない。しかしながら、上顎の計測時間は3～4分、下顎の計測時間は5～8分を要している。現時点では、プローブ先端の形状や記録手法、記録時間など、問題点が多数ある。プローブの形状や計測方法に改良の余地があり、現在はそれらの点について検討されている。

■

治療前の口腔内の概形印象は非常に重要である。とくに、咬合状態や欠損状態の把握、患者への現状の説明と今後の治療計画の検討・立案には必要不可欠である。また、有歯顎患者の概形印象採得では、歯だけ採れればよいと考えがちであるが、そうではない。つねに、口腔内の歯以外の部分まで正確に採得できるように習熟しておく必要がある。

冒頭で述べたように、本書は無歯顎の概形印象をテーマにしているが、まずは有歯顎の概形印象の採得術式と、そこから得られる明確な解剖学的ランドマークを確認していただきたい。

近い将来、印象採得の手法は印象材から光学印象へと移行していく。光学印象では、術者がここを意識して採りたいと思わなければ採れないため、解剖学的ランドマークの認識がよりいっそう重要となる。そのためにも、本書を活用していただきたい。

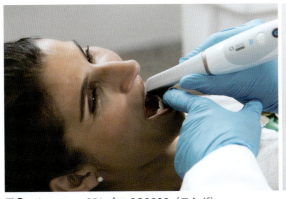
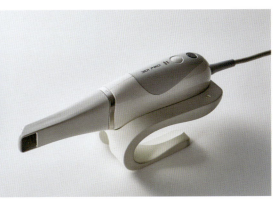

図⓯ トロフィー3DI プロ CS3600（ヨシダ）

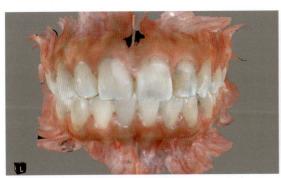
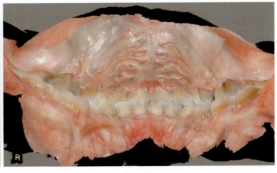

a：上顎（咬合面、頬側面、舌側面、上唇小帯、頬棚小帯、口蓋の一部）

b：下顎（咬合面、頬側面、舌側面、下唇小帯、頬棚小帯、舌小帯）

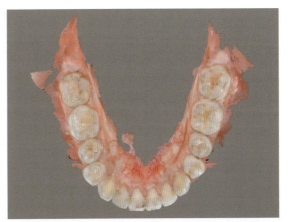

c：中心位あるいは咬頭嵌合位の状態
図⓰ a～c 有歯顎の場合の光学印象法

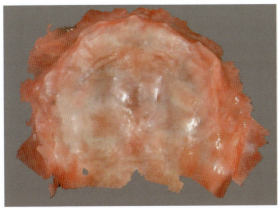
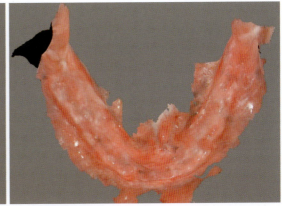

a：上顎顎堤粘膜

b：下顎顎堤粘膜

図⓱ a、b 無歯顎の場合の光学印象法

147

■ おわりに

　私が31歳のとき、渡辺宣孝先生からアルジネート2回法印象を学び、その後、多くの概形印象の術式と概念を学びました。人並に概形印象採得ができてきた33歳のころ、「なぜ、総義歯製作はスタート地点となる概形印象で、使用材料や印象法が先生によって違うのだろうか？　たかが概形印象なのに……。概形印象なんて、みんな同じでしょ？」　と考えていました。後に、その考えは大きな間違いであることに気づきました。それは冒頭に示した本書の結論（どのような概形印象採得法であろうと、**概形印象は"術者が意図する個人トレーや基礎床を製作するために必要な解剖学的ランドマークを含む印象"でなければならない**）のとおりです。

　総義歯製作で重要なのは、適切な顎間関係と咬合を与えることに他なりません。しかしながら、もし私が若いころに思っていた"たかが概形印象"という誤った認識・解釈をしている先生方が本書を通じて、総義歯製作は咬合だけではなく、はじめの一歩となる概形印象採得から、着実に行わなければならないことを理解していただきたいと思います。

　最後に、本書の企画時点から、総義歯の術式や概念が異なる著名な先生方にご執筆いただくことに、賛否がありました。しかしながら、私が若き日に感じていた総義歯の概形印象に関する疑問は、これからの歯科界を担う20〜30代の先生方も同じように感じることなのではないかと考え、本書を上梓するに至りました。本書に執筆いただいた先生方をはじめ、多くの方々に並々ならぬご協力を賜りましたこと、この場を借りて厚く御礼申し上げます。そして、企画から出版まで2年以上の間、ご尽力いただいたデンタルダイヤモンド社書籍編集長　木下裕介様にも深謝申し上げます。

2019年11月

編著　前畑 香

DENTAL DIAMOND BOOK

聞くに聞けない 補綴治療 100

[監修]
河相安彦（日大松戸歯学部）　鷹岡竜一（東京都開業）

[編集委員]
小見山 道（日大松戸歯学部）　鎌田征之（東京都開業）
稲垣伸彦（東京都開業）　松丸悠一（東京都・Matsumaru Denture Works）

聞きたい、でも聞けない100の疑問を、112名が解説！

「"聞くは一時の恥　聞かぬは一生の恥"。そんなことはわかっていても、できれば人に恥を晒さらずに知りたい」。そのような方々を救う"聞くに聞けない"シリーズ第二弾のテーマは**補綴治療**です。歯科医療は日進月歩。用いられるマテリアルも次々に改良・開発され、新たなものが日々登場しています。そのような時代でも変わらないのは、よりよい補綴治療を施し、できるだけ長く機能させたいという臨床家の矜恃ではないでしょうか。本書は、**学術と臨床の双方のエキスパート総勢112名**が、曖昧になりがちな知識をそっと教えてくれます。

A4判・208頁・オールカラー　本体9,000円＋税

CONTENTS

第1章 治療の基礎
- 咬合診査の必要性［矢谷博文］　● 下顎位のズレ［熊谷真一］　● 欠損歯列と欠損補綴［宮地建夫］　他

第2章 クラウン・ブリッジ
- 歯周組織に優しい補綴物［若林健史］　● プロビジョナルレストレーションの作製のポイント［西山英史］　● 仮着の意義［安藤正明］　他

第3章 パーシャルデンチャー
- 患者理解のための情報収集［横山敦郎］　● 連結子の種類［村上奈津子　若林則幸］　● 一次固定・二次固定［鷹岡竜一］
- 設計① 支台歯の選択［松田光正］　● 設計の実際［安部友佳　馬場一美］　● 部分床義歯の管理［佐藤裕二］　● すれ違い咬合［森本達也］
- メインテナンスにおける注意点［永田省蔵］　他

第4章 コンプリートデンチャー
- 口腔外診察・口腔内診察［古谷野 潔　鮎川保則］　● 総義歯の概形印象とは［前畑 香］　● 筋圧形成・精密印象［佐藤佑介　水口俊介］
- 閉口機能印象［松丸悠一］　● 総義歯の咬合様式と接触状態［市川哲雄　渡邉 恵］　● 義歯装着時のポイントと患者指導［兒玉直紀　皆木省吾］
- 複製義歯の適応とポイント［大川周治］　● 義歯調整時の対応手順［河相安彦］　他

詳しい情報はこちら

デンタルダイヤモンド社

LINE公式アカウント開設しました！
友だち追加はこちらから！

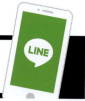

DENTURE 1st book

[著] 前畑 香（神奈川県・ナカエ歯科クリニック）

ビジュアルでわかる総義歯作製"超"入門

初心者でも"落第点をとらない"ためのポイントを、写真で魅せる！

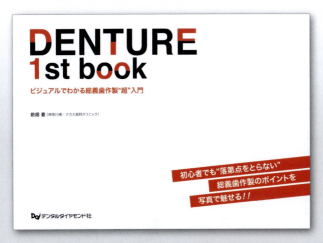

《A4判・124頁・オールカラー　本体7,000円＋税》

"大"がつくほど総義歯治療が嫌いだった著者は、義歯治療全般を得意としていた御尊父の急逝に伴い、義歯患者ばかりの医院を承継することに……。以後、数多のセミナーを受講し、文献を渉猟して、多くの先達から得た知識をもとに編んだ本書は、"超"初心者でも成功する総義歯治療のポイントが、写真を中心にまとめられている。「こんな本がほしかった」を形にした一冊！

詳しい情報はこちら→

CONTENTS

Chapter 1
診断

Chapter 2
治療義歯の必要性

Chapter 3
予備印象

Chapter 4
咬合採得前に行う咬合床調整とロウ堤調整

Chapter 5
咬合採得

Chapter 6
人工歯排列（前歯部人工歯排列）

Chapter 7
咬座印象前に行うロウ義歯試適（臼歯部人工歯排列）

Chapter 8
咬座印象（機能印象）

Chapter 9
咬座印象後に行うロウ義歯試適

Chapter 10
本義歯セット

Chapter 11
その他

デンタルダイヤモンド社

編著者プロフィール

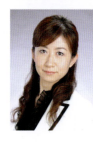

前畑 香（まえはた かおり）

2000年　神奈川歯科大学 卒業
2006年　ナカエ歯科クリニック 院長
2016年〜　神奈川歯科大学大学院 全身管理医歯学講座 非常勤講師

【所属学会】
有床義歯学会 指導医
日本顎咬合学会 認定医
日本補綴歯科学会 会員 他

【著書】
『DENTURE 1st book ビジュアルでわかる総義歯作製"超"入門』
（デンタルダイヤモンド社・単著）
『いまこそ知りたい そろそろ知りたいデンチャー Q&A』
（DHstyle増刊号・編著）
『デンチャーメインテナンス』（デンタルダイヤモンド社・編著）
　　　　　　　　　　　　　　　　　　　　　　　　　　　　　他多数

総義歯治療を成功させる匠の概形印象

発行日	2019年12月1日　第1版第1刷
編　著	前畑 香
発行人	濱野 優
発行所	株式会社デンタルダイヤモンド社
	〒113-0033 東京都文京区本郷 3-2-15 新興ビル
	電話 = 03-6801-5810 ㈹
	https://www.dental-diamond.co.jp/
	振替口座 = 00160-3-10768
印刷所	株式会社エス・ケイ・ジェイ

© Kaori MAEHATA, 2019
落丁、乱丁本はお取り替えいたします

● 本書の複製権・翻訳権・上映権・譲渡権・公衆送信権（送信可能化権を含む）は㈱デンタルダイヤモンド社が保有します。
● [JCOPY]〈㈳出版者著作権管理機構 委託出版物〉
本書の無断複写は著作権法上での例外を除き禁じられています。複写される場合は、そのつど事前に㈳出版者著作権管理機構（TEL：03-3513-6969、FAX：03-3513-6979、e-mail：info@jcopy.or.jp）の許諾を得てください。